DE LA

# SECTION DES ARTÈRES

DANS

## L'INTERVALLE DE DEUX LIGATURES,

COMME

## MÉTHODE GÉNÉRALE DE TRAITEMENT DES HÉMORRHAGIES ET DES ANÉVRISMES,

PAR


LE Dr C. SÉDILLOT,

Chirurgien principal des armées, professeur à la faculté de médecine, chirurgien en chef, premier professeur à l'hôpital militaire d'instruction de Strasbourg, membre correspondant de l'Institut de France, de l'Académie nationale de médecine, de l'Académie de chirurgie de Madrid, de la Société médico-chirurgicale d'Édimbourg, de la Société de médecine d'Erlangen, de la Société médicale d'Angers, membre de la Société de médecine du Bas-Rhin, etc., chevalier de la Légion d'Honneur, etc.





PARIS,

CHEZ J. B. BAILLIÈRE, LIBRAIRE DE L'ACADÉMIE NATIONALE DE MÉDECINE,

rue de l'École-de-Médecine, 17.

LONDRES,

CHEZ H. BAILLIÈRE, REGENT-STREET, 219.

1850.

# DE LA
# SECTION DES ARTÈRES

DANS

## L'INTERVALLE DE DEUX LIGATURES,

COMME

## MÉTHODE GÉNÉRALE DE TRAITEMENT DES HÉMORRHAGIES ET DES ANÉVRISMES,



PAR

LE Dr C. SÉDILLOT,

Chirurgien principal des armées, professeur à la faculté de médecine, chirurgien en chef, premier professeur à l'hôpital militaire d'instruction de Strasbourg, membre correspondant de l'Institut de France, de l'Académie nationale de médecine, de l'Académie de chirurgie de Madrid, de la Société médico-chirurgicale d'Édimbourg, de la Société de médecine d'Erlangen, de la Société médicale d'Angers, membre de la Société de médecine du Bas-Rhin, etc., chevalier de la Légion d'Honneur, etc.

PARIS,
CHEZ J. B. BAILLIÈRE, LIBRAIRE DE L'ACADÉMIE NATIONALE DE MÉDECINE,
rue de l'École-de-Médecine, 17.

LONDRES,
CHEZ H. BAILLIÈRE, REGENT-STREET, 219.

1850.

## *Ouvrages du même auteur.*

*Traité de médecine opératoire, bandages et appareils*, avec 550 figures intercalées dans le texte. 1 fort vol. in-8° de 1000 pages. Paris 1846.

*De l'infection purulente ou pyoèmie*, 1 vol. in-8° avec trois planches. Paris 1849.

*Relation de la campagne de Constantine de 1837*, avec planche. 1 vol. in-8°. Paris 1838.

*De l'opération de l'empyème*, avec planche, 2e édition; gr. in-8° (Thèse de concours pour la chaire du baron RICHERAND). Paris 1841.

*Des Amputations dans la continuité et la contiguité des membres* (Thèse de concours pour la chaire de DUPUYTREN). Paris 1838.

*Des Kystes* (Thèse de concours pour la chaire de clinique chirurgicale de Strasbourg). Paris 1841.

*De la Phlébite traumatique* (Thèse de concours pour l'agrégation). Paris 1852.

*Des divers modes de consolidation des plaies* (Thèse de concours pour l'agrégation). Paris 1835.

*Du Nerf pneumo-gastrique et de ses fonctions* (Thèse de doctorat). Paris 1829.

*Mémoire sur la luxation isolée du cubitus, en arrière de l'humérus, sans déplacement du radius*, présenté à l'Académie des sciences.

*Mémoire sur une luxation du bras en arrière, ou dans la fosse sous-épineuse, réduite au bout d'un an et quinze jours*. Lu à l'Académie des sciences.

*De l'Application des moufles et du dynamomètre au traitement des luxations*. Mémoire lu à l'Académie des sciences.

*De l'Anatomie pathologique et d'une nouvelle classification des luxations du bras*. Mémoire présenté à l'Académie des sciences.

*Des Luxations congénitales, coxalgiques et traumatiques du fémur*. Mémoire lu à l'Académie des sciences.

*Mémoire sur une nouvelle espèce de luxation du bras*. (Académie de médecine. Rapport de M. BOUVIER.)

*Mémoire sur l'amputation coxo-fémorale, et observation du premier cas de guérison obtenue à Paris à la suite de cette opération*. (L'Académie des sciences a voté l'insertion de ce mémoire dans le *Journal des savants étrangers*.)

*Nouveau Procédé d'amputation médio-tarsienne*, avec planche.

*Nouveaux Procédés d'amputation de la jambe*, A. *lambeau ovalaire*, B. *lambeau externe*.

*Nouvelle Méthode autoplastique, appliquée à la chéiloplastie*.

*Nouveau Procédé de ligature des artères carotides primitives*.

*De la Plique polonaise*. In-8°. Paris 1852.

*Mémoire sur l'étranglement herniaire*.

*Mémoire sur l'innocuité des plaies sous-cutanées*.

*Mémoire sur un appareil inamovible employé par les Arabes, pour les fractures compliquées de plaies*. (Académie de médecine. Rapport de M. RENOULT.)

*Comptes-rendus de la clinique chirurgicale de Strasbourg*.

*De l'Éthérisation et des opérations sans douleur*.

*De l'Insensibilité produite par le chloroforme et par l'éther*. In-8° de 108 pages. 1848.

*Des Moyens d'assurer la réussite des amputations des membres*, premier mémoire. Strasbourg 1848.

*Des moyens d'assurer la réussite de l'amputation des membres*, deuxième mémoire. 1849.

*Lettre à l'Académie des sciences sur l'opération de la gastro-stomie*, pratiquée pour la première fois à Strasbourg. 1849.

*Discours d'ouverture du cours de clinique*. Discours prononcé à la distribution des prix du Val-de-Grâce. Notice sur LARREY, etc.

## *Sous presse :*

*De la Gastro-stomie, ou de l'alimentation stomacale directe*. Grand in-8° avec planches.

DE

# LA SECTION DES ARTÈRES

## DANS L'INTERVALLE DE DEUX LIGATURES,

### COMME MÉTHODE GÉNÉRALE DE TRAITEMENT DES HÉMORRHAGIES ET DES ANÉVRISMES.

Toute méthode opératoire réclame, pour être adoptée, la double sanction de la théorie et de l'expérience, et l'histoire de la médecine prouve que sans ces deux grandes sources de la science rien de durable n'a jamais été édifié.

L'expérience, isolée de toute considération théorique, invoque en vain ses résultats dans tous les cas où les faits sont rares, variables, sans authenticité, incomplétement exposés ou sciemment altérés dans leur signification.

La théorie a de plus faciles victoires; sachant plier les faits à ses exigences, on la voit enthousiasmer la foule et se faire momentanément accepter; mais elle pâlit bientôt devant la réalité et tombe frappée de décadence et de mort.

A. Paré, Guillemeau, Anel, Desault avaient lié ou conseillé de lier les artères, loin des tumeurs anévrismales, avant Hunter; mais ces faits incompris, faute d'une théorie suffisante, étaient restés dans l'oubli, et il fallut le génie du chirurgien anglais pour les élever à leur véritable valeur, par une systématisation indispensable.

Notre but est de remettre en honneur une méthode de ligature, très-anciennement appliquée au traitement des plaies artérielles, par Celse, Galien, etc., et plus récemment à la cure des anévrismes, par J. BELL, J. P. MAUNOIR, ABERNETHY, A. COOPER, CLINE, BLACKE, DALRYMPHE, POST, GUTHRIE, et néanmoins laissée de de nos jours dans une sorte d'abandon sous l'empire de faits mal interprétés et d'objections peu fondées.

Cette méthode consiste, comme l'indique le titre de notre mémoire, à placer deux ligatures sur l'artère dont on veut obtenir l'oblitération, et à la couper transversalement dans leur intervalle. Nous avons, depuis quelques années, pratiqué onze ligatures d'artères de cette manière; et une seule fois nous avons eu à combattre une hémorrhagie secondaire qu'il nous fut facile de suspendre. C'est donc une série continue de onze succès qui concordent, comme nous l'établirons, avec les observations déjà publiées.

Ces résultats sont véritablement remarquables. L'hémorrhagie consécutive est le principal danger des procédés ordinaires de ligature, et les modifications de SCARPA, adoptées par M. ROUX, la torsion et le refoulement des artères, les sétons de peau de daim ou de toute autre substance animale, la perplication de M. STIRLING, les ligatures temporaires de JONES, les mâchures de TRAVERS, les épingles de M. VELPEAU montrent en même temps l'ardeur avec laquelle les chirurgiens ont poursuivi la découverte de procédés meilleurs et la stérilité de leurs efforts, puisqu'ils en sont encore à leur point de départ, et que la ligature immédiate unique est restée le procédé le plus habituellement employé.

On est disposé à se demander, comment on a pu méconnaître l'importance d'une méthode qui a réussi entre les mains de la plupart de ceux qui l'ont appliquée. En voici, je crois, la raison. Cette méthode exige plus d'habileté de la part des chirurgiens, et leur permet moins de dissimuler leur ignorance ou leurs fautes. Elle cause par cela même une certaine défiance aux opérateurs novices et à ceux dont la réputation est déjà faite. Les uns craignent de compromettre leur avenir, les seconds leur passé, et comme des hommes de l'art dont la parole fait loi et qui avaient des procédés spéciaux à faire prévaloir, ont formulé des objections absolues contre cette méthode ou en ont altéré les caractères par de fausses interprétations, on s'est emparé de ces condamnations apparentes pour s'éviter la peine de recommencer des expériences déjà faites et qui n'offraient ni l'intérêt ni l'honneur de la nouveauté.

Division de ce mémoire. — Après quelques mots consacrés à l'histoire de la double ligature, avec section intervallaire des artères, nous exposerons dans autant de chapitres : les avantages de cette méthode; les objections par lesquelles on a cherché à la combattre; les indications et les contre-indications de son emploi; les règles opératoires qui doivent en diriger l'application; les faits de notre pratique et ceux déjà publiés qui en démontrent la supériorité.

## § I. NOTIONS HISTORIQUES.

La méthode dont nous nous occupons pourrait être appelée *méthode ancienne* ou *méthode de* Celse, car elle paraît avoir été employée à des époques fort reculées.

Celse la mentionne d'une manière très-précise parmi les divers moyens d'arrêter les hémorrhagies. «Venæ quæ sanguinem fun-«dunt apprehendendæ, circà que id quod ictum est, duobus locis «deligandæ, intercidendæqua sunt, ut et in se ipsæ coëant, et «nihilominus ora præclusa habeant[1]» (Celse, in-18, Paris 1823, p. 212).

[1] M. le docteur Herrgott, de Belfort, dont les travaux de littérature médicale ont mérité de fixer l'attention, a bien voulu me communiquer la note suivante au sujet du passage de Celse que je viens de rapporter :

«Il n'est pas difficile de trouver dans Celse un grand nombre de passages où le mot *venæ* est employé pour désigner à la fois les veines et les artères, sans qu'on puisse induire de cette dénomination vague que Celse ne connût pas la différence entre ces deux genres de vaisseaux. Je crois avoir établi dans mon petit mémoire sur ce sujet [1], que Celse connaissait parfaitement cette différence. Le passage de cet auteur relatif à la saignée [2], où la néces-

1 Voy. *Gazette médicale de Paris*, 1849.
2 Lib. II, c. X.

Galien a également recommandé cette méthode, et Aetius en a étendu l'application en conseillant de la pratiquer à distance des anévrismes traumatiques du pli du bras. Voici le passage de cet auteur, cité par M. Dézeimeris et reproduit par Lisfranc

sité de bien préciser l'anatomie topographique du pli du bras a exigé une description et un langage rigoureux, ne laisse aucun doute à cet égard.

« Le mot *venæ* (au pluriel) est le terme générique que Celse emploie pour désigner les vaisseaux en général, quand il n'y a pas pour lui nécessité de préciser; ainsi on trouve dans le livre consacré aux plaies les passages suivants [3] :

« Serrari non potest.... cuive circa fauces grandes *venæ*, vel *arteriæ* præ« cisæ sunt. » Ce passage est le seul où, pour désigner les vaisseaux en général, on trouve le mot *arteria* à côté de celui de *vena*. Un peu plus loin [4] on lit : « Ii quoque præcipiti sunt in quibus usque ad grandes intusque conditas « *venas* in alis vel poplitibus mucro defedit. Periculosa etiam vulnera sunt, « ubicunque *venæ* majores sunt, quoniam exhaurire hominem profusione « sanguinis possunt; idque evenit non in alis tantum, atque poplitibus; sed « etiam in *iis venis*, quæ ad anum testiculosque perveniunt. »

« Dans ces passages, il est clair, selon moi, que le mot *venæ* est le terme générique qui comprend tous les vaisseaux veineux et artériels; car si Celse parle des *artères* du cou, on peut admettre et soutenir qu'il connaissait celles bien plus grandes de la région axillaire et poplitée. Peut-on croire que ce médecin, qui décrit si admirablement l'anatomie du pli du bras et l'opération de la saignée, n'ait pas connu assez l'anatomie des régions axillaire et poplitée pour connaître les importantes artères qui les traversent, qui y sont si superficielles et qui rendent dans ces régions les plaies si dangereuses? Peut-on admettre que ce médecin qui, en parlant de la gravité des plaies, dit [5] : « Si profusionem timemus (quod sede vulneris, et magnitudine ejus, « et ex *impetu sanguinis* intelligi potest) siccis linamentis vulnus implendum « est, etc., » qui déduit le danger de la blessure du siége, de l'étendue de la plaie et de la force d'*impulsion du jet du sang*, peut-on avancer que cet homme ne faisait pas de différence entre les veines et les artères, par la raison que pour désigner les vaisseaux il se sert du mot *venæ?* Ce n'est pas possible, d'après ces textes, et surtout quand on sait que la connaissance de la différence entre les veines et les artères datait déjà de plusieurs siècles. D'ailleurs, si l'on n'admet pas cette interprétation, on trouvera une contradiction entre ce passage [6] : « Periculosa enim vulnera sunt ubicumque venæ « majores sunt.... sed etiam in *iis venis* quæ ad anum testiculosque perve« niunt » et le passage suivant [7] : « Ipsius quoque *venæ* (cette fois il s'agit de « la veine du pli du bras) si forte præcisa est, capita comprimantur, neque « sanguinem emittunt. » Ainsi, d'un côté les plaies des grandes veines et celles de plus petites ; celles du testicule, seraient suivies d'une hémorrhagie

3 Lib. V, c. XXVI, § 2.
4 Ibid. § 3.
5 Lib. V, c. XXVI, § 21.
6 Ibid. § 3.
7 Lib. II, c. X.

(*Médecine opératoire*, t. II, p. 692[1]) : « Premièrement on marque « le trajet de l'artère à la partie interne du bras; ensuite, sur cette « même partie interne du bras et sur ce trajet, à trois ou quatre « doigts au-dessous de l'aisselle, on fait une simple incision à la « peau, à l'endroit de l'artère où elle se rencontre au toucher, et « l'ayant un peu découverte, on l'isole avec soin des parties en- « vironnantes; on la soulève avec un crochet mousse pour passer « au-dessous deux liens de fil et la lier solidement; on la coupe

très-grave, tandis que la section en travers de la veine médiane basilique, qui quelquefois est très-développée, n'entraînerait pas d'hémorrhagie; car dans ce cas la compression des deux bouts coupés suffirait.

« Il est donc clairement démontré pour moi que dans ce passage [8] : « Quod « si illa quoque profluvio vincuntur, *venæ*, quæ sanguinem *fundunt*, appre- « hendendæ, circa id, quod ictum est duobus locis deligandæ intercidendæque « sunt, ut et in se ipsæ coëaut, et nihilominus ora perclusa habeant, » le mot *venæ* s'applique aux vaisseaux en général, artériels et veineux. Ce qui vient confirmer mon opinion est une note sur ce passage qui se trouve dans l'édition de Targa [9]. Cette note renferme un passage d'Aetius (*Tetrab.* 4, serm. 2, cap. 51) qui, comme on sait, n'a fait que des extraits des anciens, auxquels il a ajouté parfois ses propres remarques pour l'intelligence du texte; et dans le passage suivant il a paru à Targa avoir expliqué le texte de Celse de la manière suivante : « Si vero neque sic sanguis sistatur, si « quidem *vena* fuerit, conandum est, ut *citra vinculum* sanguinem supprimat « per aliquod sanguinem sistens medicamentum, etc. Si vero *arteria* fuerit, « ex duobus alterum faciens, aut vinculum circumdans, aut *totum vas præ- « cidens* ac dissecans, sanguinem sistes. ...Sic enim utraque pars utrinque « retrahitur, et ab incumbentibus corporibus vulnus tegitur et occultatur. » A la suite de cette citation il y a : « Eadem habet Paulus Aegineta lib. 4, « cap. 53. »

« D'après ces citations, auxquelles j'ai cru devoir me borner, car il serait facile de les multiplier, il demeure établi que le mot *venæ* (au pluriel) est un terme générique servant à désigner les vaisseaux sanguins en général, et ne s'applique pas nécessairement aux *veines* seulement, que quand Celse veut désigner ces vaisseaux il emploie ordinairement le mot *vena* au singulier, comme dans la description de la saignée.

« Belfort, 4 novembre 1849. Herrgott, D.-M. »

[1] Quelques auteurs ont attribué à Aetius la méthode de Celse. Il suffit de se rappeler, pour éviter toute erreur à cet égard, qu'Aetius, premier médecin chrétien, vivait deux siècles environ après Celse, et qu'on trouve dans ses écrits des passages de Galien, postérieur, comme on le sait, à Celse, de plus d'un siècle. La question de priorité ne peut donc même pas être posée.

8 Lib. V, c. XXVI, § 21.

9 A. Corn. Celsi *de Medicina libri octo ex recensione et c. notis* Leonardi Targæ. Argentor. 1806. 2e vol., p. 372.

«ensuite entre les deux ligatures et l'on panse. Cela fait, n'ayant «plus à redouter l'hémorrhagie, on ouvre la tumeur, on ôte tout «le sang grumelé qu'elle contient; on recherche l'artère d'où est «venu le sang, on la lie comme la précédente, on remplit la plaie «de pâte d'encens et on la fait suppurer.»

Ce passage semble indiquer, seul point à remarquer ici, que la méthode des deux ligatures avec section intervallaire s'appliquait même aux artères intactes, et que ce n'était plus pour compléter la solution de continuité d'un vaisseau blessé, mais bien dans le but positif de diminuer les chances d'accidents qu'on la pratiquait. La méthode de ligature de Celse ne fut plus dès lors abandonnée; Guy de Chauliac[1], Rhrazes, Gouey, Severin, Purmann, Paul d'Égine (voy. *Méd. opér.* de M. Velpeau, t. II, p. 72) en faisaient usage, et nous allons la retrouver très-vantée par les chirurgiens de la fin du dernier siècle.

John Bell, dans la première édition du *Traité des plaies,* publié en 1796, attribuait les fâcheux résultats de la ligature d'après la méthode de Hunter à la manière vicieuse dont les vaisseaux étaient liés. «On est conduit, dit-il, à poser en principe que la meil«leure méthode pour lier les vaisseaux est précisément la plus «ancienne, celle qui consiste à découvrir très-exactement l'ar«tère, à y pratiquer deux ligatures, à la couper ensuite en tra«vers, afin que de part et d'autre les bouts puissent se rétracter «facilement, et s'ensevelir pour ainsi dire au milieu des parties «molles qui les entourent» (John Bell, *Traité des plaies,* trad. de E. Estor, in-8°, Paris 1825, p. 119 et 120). La pensée de John Bell est ici parfaitement claire, et il est fort étrange de voir son traducteur consacrer une note à ce sujet (voy. *loc. cit.,* p. 123) pour établir « que la méthode de Bell n'est applicable qu'à l'opé-

[1] Guy de Chauliac se montre très-explicite au sujet de la méthode de Celse, car il ne parle pas seulement des anévrismes traumatiques, qu'on peut à la rigueur assimiler aux plaies artérielles, mais aussi des anévrismes spontanés, « per se à causâ intrinsecâ. » Le traitement se fait de deux manières : «Uno modo cum compressione facta cum emplastro stypico et liga«tura ad modum rupturæ; alio modo quod ab utraque parte arteria discoo«periatur et ligetur cum filo, *et illud quod erit inter duas ligaturas incidatur* « et post, ut communia vulnera curetur. »

« ration de l'anévrisme sur le lieu même de la maladie, là où l'ar-
« tère est déjà dépouillée de sa gaîne celluleuse dans une grande
« étendue par suite du développement du kyste, et que c'est à
« tort que MAUNOIR et quelques autres ont voulu en étendre l'usage
« à tous les cas. »

Il est de toute évidence que telle n'a pas été l'opinion de JOHN BELL, qui proposait de remplacer la ligature unique par la méthode ancienne de double ligature avec section intervallaire du vaisseau. Les raisons développées par JOHN BELL ne laissent pas de doute sur cette question, et nous avons cru devoir rétablir les faits dans leur véritable sens.

ABERNETHY adopta aussi cette méthode dont il se serait cru, dit-on, l'inventeur, assertion que nous n'avons pas eu l'occasion de vérifier.

M. J. P. MAUNOIR publia à Genève, en 1801, un *Mémoire physiologique et pratique sur l'anévrisme et la ligature des artères*[1], dans lequel il préconisa la même méthode. Le principal avantage de la section du vaisseau entre deux ligatures était, selon l'esprit judicieux de ce savant chirurgien qui est aujourd'hui l'un des plus vénérables doyens de notre profession, de prévenir la tension des artères, tension dépendant de leur rétractilité, à laquelle il attribuait les ruptures et les ulcérations au-dessus du fil qui deviennent si fréquemment la source des hémorrhagies.

Le frère de M. J. P. MAUNOIR soutint devant la faculté de Paris, en 1804, une thèse ayant pour titre: *Dissertation sur la section de l'artère entre deux ligatures dans l'opération de l'anévrisme*, par C. T. MAUNOIR, de Genève. De nombreuses observations que nous avons en partie relatées se trouvent consignées dans cet intéressant travail.

A. COOPER, CLINE, BLACKE, DALRYMPHE, POST, GUTHRIE, ont rapporté des faits multipliés en faveur de la double ligature. En France, LARREY et M. ROUX, TAXIL, etc., n'auraient pas été éloignés

[1] Nous devons la connaissance complète de cet important mémoire à l'extrême obligeance d'un jeune étudiant de Genève, M. GACHES DE SÉNEGATS, qui a bien voulu se donner la peine d'en prendre et de nous en envoyer la copie. Nous lui en adressons ici nos plus vifs remercîments.

d'adopter cette méthode (voy. Velpeau, *loc. cit.*, p. 72). Lisfranc, dans sa *Médecine opératoire* (t. II, p. 810), après avoir passé en revue quelques objections que nous examinerons avec soin, ajoute : « Je ne conseillerais pas ce procédé dans tous les cas, « mais comme il remplit une indication réelle, je crois qu'on « pourrait l'employer dans quelques circonstances favorables, et « par exemple, un peu au-dessus de l'anneau du troisième ad- « ducteur de la cuisse. »

M. Chassaignac a vanté la double ligature avec section du vaisseau, pour la carotide seulement (*Gazette des hôpitaux*, du 30 novembre 1848). Voici les motifs de son opinion : Quand une ligature est appliquée sur la carotide, elle est à chaque pulsation soumise à un double choc; l'un (choc direct ou cardiaque) qui se produit dans la ligne de projection du cœur à l'artère; l'autre (choc indirect ou en retour) qui se produit par récurrence et qui se propage des divisions terminales de l'artère vers le tronc. M. Chassaignac considère cette double impulsion du choc direct et du choc en retour comme pouvant hâter la chute du fil et causer une hémorrhagie, et il veut opposer à un double effort une résistance double. C'était une idée développée avec beaucoup de détails par Hogdson, qui admettait le double choc pour la carotide, la radiale, la cubitale et la tibiale, et avait proposé d'y remédier par la double ligature (Hogdson, t. I, p. 307 et 308, trad. de Breschet). Nous ne soulèverons pas la question de savoir si le double choc, admis par Hogdson et M. Chassaignac, n'aurait pas pour résultat de mieux soutenir la ligature qui se trouverait comprise entre deux impulsions équilibrées. Nous n'acceptons pas ces idées, mais nous adoptons par d'autres motifs la supériorité du procédé.

Ce simple coup d'œil sur l'histoire de la méthode de Celse pour la ligature des artères, nous semble démontrer que cette méthode n'a jamais cessé de compter des partisans qui en ont étendu les applications au traitement des anévrismes, soit au siége même de la maladie, soit à une distance plus ou moins éloignée, selon les principes auxquels ils se ralliaient.

## § II. EXPOSÉ THÉORIQUE DES AVANTAGES DE NOTRE MÉTHODE.

Les avantages de la double ligature avec section intervallaire des artères se rattachent aux trois conditions principales suivantes :

A. Supériorité d'un procédé dans le mode d'exécution met plus sûrement à l'abri des fautes et des erreurs opératoires.
B. Fréquence moindre des hémorrhagies
C. Facilité plus grande de suspendre les pertes de sang, lorsque celles-ci n'ont pu être évitées.

### A. SUPÉRIORITÉ D'UN PROCÉDÉ DONT LE MODE D'EXÉCUTION MET PLUS SUREMENT A L'ABRI DES FAUTES ET DES ERREURS OPÉRATOIRES.

«Aucun détail n'est sans importance, a dit J. L. PETIT, lors-«qu'il s'agit de la vie humaine.»

Cette pensée nous paraît résoudre une question fort agitée de nos jours. Des médecins, plus habiles écrivains que praticiens exercés, s'imaginent que le plus ou le moins de facilité des procédés opératoires en fait la valeur, et ils jugent avantageux de rendre l'art de plus en plus accessible à l'inexpérience.

Nous croyons qu'une telle opinion conduit directement au mépris de la profession par l'abaissement du niveau des études et de la science.

Le problème n'est pas de produire dans le plus court espace de temps possible de prétendus docteurs ayant le droit officiel de disposer de la santé et de la vie de leurs concitoyens; le seul et véritable but doit être de mettre des hommes d'élite en état de concourir au salut de leurs semblables par tous les moyens dépendant de l'art médical, quels que soient les travaux et le temps nécessaires à un si glorieux apprentissage. A ce point de vue, le seul incontestable vrai , la facilité d'un procédé n'est plus qu'une considération très-accessoire, et la sûreté et l'efficacité de l'opération en deviennent les éléments prédominants.

Avec l'enseignement actuel, manquant de garanties pratiques suffisantes, et cependant dispensateur d'un diplôme qui permet tout, on ne saurait se dissimuler que peu d'hommes ne se croient parfaitement aptes à entreprendre les opérations les plus délicates. La simple précaution de proclamer d'avance l'extrême gravité de tentatives déclarées indispensables, dégage de toute responsabilité, et on court ainsi la profitable chance de guérir plus ou moins fortuitement quelques-uns de ses malades. C'est dans cette voie, sans aucun doute, que la facilité d'exécution des procédés sera toujours préférée à la sécurité des opérés; mais c'est pour arrêter les effets d'un si désastreux système que nous proclamons la nécessité de se rallier au principe contraire. Si tout est embarras et obstacle pour l'ignorance, tout est simplicité pour l'expérience et la science, et la supériorité des méthodes se juge uniquement d'après la supériorité des résultats.

La méthode de Celse présente sous ce rapport de grands avantages sur tout autre mode de ligature; et pour en rendre l'appréciation plus complète, nous étudierons les deux conditions dans lesquelles on y a recours, soit en cas d'urgence, soit comme opération prévue et réglée.

En cas d'urgence, on ne saurait espérer toujours un praticien familiarisé avec les minutieux détails des opérations, ayant conservé des souvenirs anatomiques d'une exactitude parfaite, habitué aux mille modifications pathologiques dépendant de la compression des tissus, de l'infiltration du sang, des changements de forme, de consistance, de coloration et de rapports des parties; il est donc d'une extrême importance pour le chirurgien et le malade que le procédé mis en usage puisse être exécuté dans les conditions les plus assurées de succès.

L'expérience prouve que les procédés habituels de ligature ne présentent pas une sécurité complète.

Tantôt, au lieu de l'artère, on a lié une portion de muscle, une bride aponévrotique, un nerf, une veine ou tout autre organe; les exemples de ce genre ne sont pas rares, et l'on en trouve de nombreux dans tous les recueils scientifiques.

Tantôt on a pris une artère pour une autre, comme je l'ai constaté anatomiquement sur un blessé auquel on avait cru lier la sous-clavière, tandis que la ligature avait été placée en réalité sur la cervicale transverse.

Quelquefois on a saisi avec l'artère des nerfs et des veines; A. Cooper a cité de pareils faits. Dupuytren reconnaissait avoir lié le nerf médian avec l'artère brachiale. M. Chassaignac a étreint le nerf pneumo-gastrique avec la carotide primitive, etc.

Dans certains cas, on a transpercé les vaisseaux avec l'aiguille à ligature. Un chirurgien de Bordeaux avait traversé ainsi l'artère carotide et la veine jugulaire interne. J'ai eu entre les mains une ligature dans laquelle était compris le nerf pneumo-gastrique, la carotide et une portion de la veine jugulaire liés ensemble par un chirurgien fort renommé de l'Hôtel-Dieu de Paris.

On a vu enfin l'homme de l'art fort incertain de savoir s'il avait réellement saisi l'artère en raison de la persistance des battements du vaisseau au delà du nœud de la ligature.

J'ai rapporté (voy. *Gazette médicale de Paris*, année 1831) un exemple de ce genre. Appelé à lier l'artère radiale pour un anévrisme faux, consécutif et circonscrit, j'avais déjà serré le vaisseau dans la ligature, lorsque les confrères qui me prêtaient assistance, mirent en doute le succès de l'opération en voyant persister les battements de la tumeur. Je levais leurs objections en recourant à la méthode que je préconise aujourd'hui. Je passai une seconde ligature sous la première, et je la fis remonter de deux centimètres environ autour du cordon que j'avais dit être le vaisseau. Je nouai lâchement le fil et coupai transversalement l'artère entre les deux ligatures; un jet de sang artériel, immédiatement arrêté par la constriction du nœud, montra qu'il n'y avait pas eu d'erreur. Le blessé guérit bien.

Ces exemples démontrent combien les procédés de ligature généralement employés offrent de chances périlleuses pour le malade et l'homme de l'art.

Notre méthode n'expose à aucun de ces dangers.

La nécessité de découvrir l'artère dans une étendue de trois centimètres pour y appliquer deux ligatures, force le chirurgien à mieux isoler le vaisseau des parties voisines. Il n'est plus alors possible de comprendre des nerfs et des veines dans le nœud du fil, le diamètre du tube artériel est aisément reconnu; et dans le cas où on aurait étreint, au lieu du vaisseau, un nerf, un faisceau de muscle ou d'aponévrose, on en acquérerait la preuve en les divisant, et l'opération serait dans ce cas poursuivie et complétée.

Nous avons admis en deuxième supposition que l'opération était prévue et réglée. Dans ce cas, l'homme de l'art peut être choisi parmi les plus exercés, et il est heureux que les procédés mis en usage inspirent une circonspection salutaire à ceux qui seraient tentés de les pratiquer malgré leur inexpérience.

Les difficultés d'application de notre méthode ne sont pas seulement des barrières élevées contre l'inattention, la témérité ou l'erreur, ce sont de véritables assurances de succès, comme nous allons continuer à le démontrer.

### B. FRÉQUENCE MOINDRE DES HÉMORRHAGIES.

La gangrène des membres, les fusées purulentes, les pyoèmies[1] dépendent de l'interception du cours du sang, de la disposition des plaies et des modes de pansement mis en usage; ce sont là des accidents généraux ou communs, et nous avons ailleurs signalé les moyens de les éviter. Nous ne nous en occuperons donc pas. Mais le principal danger de la ligature des artères est l'hémorrhagie, et le procédé qui y exposerait le moins devrait incontestablement être réputé le meilleur. Étudions sous ce rapport les avantages de notre méthode.

1° *Rareté des hémorrhagies chez les amputés.* — Tous les auteurs qui se sont occupés de la ligature des artères ont remarqué la rareté des hémorrhagies des amputés, comparati-

[1] Voy. notre *Traité de l'infection purulente ou pyoèmie*, 1 vol. in-8°, avec planches. Paris 1849.

vement à la fréquence du même accident chez les opérés de l'anévrisme.

«Si on ne voit que bien rarement ou même jamais, dit SCARPA «(trad. de DELPECH, p. 305 et 306), l'hémorrhagie secondaire à «la suite de l'amputation de la cuisse, où l'artère fémorale est «liée à nu, et après l'avoir tirée à soi, on sera sans doute porté «à croire que l'hémorrhagie secondaire à la suite de l'opération «de l'anévrisme peut être rapportée à l'une ou à l'autre des «deux causes suivantes : l'omission du soin de dépouiller exacte- «ment l'artère du tissu cellulaire qui l'entoure dans le lieu où la «ligature doit être placée, ou l'emploi d'une trop grande force «dans l'action de serrer l'artère circulairement avec la ligature[1].»

Nous nous bornons à constater le fait hautement reconnu de la moindre fréquence des hémorrhagies après les amputations; mais il nous serait impossible d'admettre toutes les conséquences qu'en tirait SCARPA. Si le soin d'isoler l'artère est à nos yeux d'une grande importance, nous ne saurions concevoir comment la striction des ligatures serait moins forte sur les amputés. Il est évident que c'est là un motif inventé pour appuyer le procédé du simple accollement des parois artérielles, et on regrette de voir SCARPA recourir à de si pauvres arguments.

«La fréquence de l'hémorrhagie secondaire, dit HOGDSON (voy. «t. I, p. 303, trad. de BRESCHET), après l'opération de l'anévrisme, «comparée à sa rareté après l'amputation, a suggéré l'idée d'ap- «pliquer deux ligatures et de diviser le vaisseau dans l'intervalle. «On a imaginé que la rétraction qui surviendrait dans ces cir- «constances, placerait chaque extrémité du vaisseau dans les «mêmes conditions qu'une artère liée à la surface d'un moignon. «Cette pratique, remise en honneur par ABERNETHY, avait été re- «commandée par AETIUS, TENON et plusieurs autres chirurgiens. «L'expérience des derniers temps a démontré les succès qui «suivent son emploi, et dans le grand nombre de cas où l'on en a «fait usage dans ce pays, il n'en est venu aucun à ma connais-

[1] La principale raison de cette différence dépend de l'état d'intégrité ou d'altération des tuniques artérielles. (*Note de l'auteur.*)

«sance où une artère liée de cette manière ait donné lieu à une «hémorrhagie secondaire.» M. Maunoir avait aussi attribué la moindre fréquence des hémorrhagies chez les amputés à la section complète des artères.

Les adversaires de notre méthode n'ont pas contesté ce fait capital, mais ils l'ont autrement expliqué.

«Dans une amputation, disent Bérard et Denonvilliers (voy. le «*Compendium de chirurgie pratique*), on lie l'artère principale «et toutes les branches qui aboutissent à la surface du moignon, «de telle sorte que la circulation est interceptée à la fois et dans «le tronc de l'artère et dans les branches qui en naissent; il n'y «a pas ainsi de circulation collatérale, tandis qu'à la suite des «ligatures faites dans la continuité d'un membre ou du tronc, la «circulation collatérale est conservée; elle contribue à entretenir «le cours du sang dans l'artère principale, avec d'autant plus de «force et d'autant plus longtemps, que des branches vasculaires «plus grosses naissent plus près de la ligature; l'oblitération du «vaisseau lié doit donc nécessairement devenir plus tardive et «plus difficile.»

Cette opinion, déjà développée par d'autres auteurs, nous paraît une pure hypothèse fondée sur une fausse appréciation des faits.

Il n'est pas exact de dire que la circulation ne se continue pas dans l'artère principale d'un membre amputé. J'ai injecté plusieurs fois des moignons dont les artères étaient restées perméables jusqu'auprès de la cicatrice, et l'oblitération du plus gros tronc artériel ne commençait qu'au-dessous de la première collatérale, exactement de la même manière qu'à la suite des opérations d'anévrismes. C'est là une observation facile à vérifier et qui a été plusieurs fois répétée.

Sans doute il existe une différence dans le volume des artères qui augmentent de diamètre chez les anévrismatiques et diminuent sur les amputés, mais il faut un laps de temps considérable avant d'arriver à ce résultat, et les hémorrhagies consécutives surviennent ordinairement du dixième au vingtième jour, et, par conséquent, avant ces modifications du système vasculaire.

Nous croyons même que l'on pourrait soutenir avec plus de raison l'hypothèse opposée à celle de MM. Bérard et Denonvilliers. Lorsqu'une ligature a été placée sur une artère affectée de tumeur anévrismale, le sang traverse en plus grande quantité les branches secondaires et la circulation n'est nullement interrompue. Dès lors l'impulsion du sang contre la ligature diminue graduellement, comme le prouve le rétrécissement du vaisseau entre le fil et l'origine de la première branche collatérale. Ne pourrait-on pas supposer qu'en cas d'amputation l'effort du sang est plus considérable, parce que la circulation est complétement interceptée et que la force d'impulsion du sang se brise entière contre la ligature du moignon? Le fait ne serait pas douteux pour des canaux ou des tubes en bois ou en métal; le liquide qui y serait projeté et qui ne trouverait que de très-étroites issues, heurterait avec plus de violence un diaphragme obturateur que dans le cas où de larges ouvertures latérales permettaient au liquide contenu d'obéir à une force de pression déterminée. Je ne veux pas insister sur la valeur de ces faits, je les ai seulement exposés pour montrer le peu de fondement de l'objection de MM. Bérard et Denonvilliers, qui ne devra plus être sérieusement reproduite.

On lie souvent cinq ou six artères à la surface d'un moignon, et malgré ces causes multipliées d'accidents, on n'observe pas d'hémorrhagies aussi fréquentes qu'à la suite de l'unique ligature d'une artère anévrismatique; n'est-ce pas là une véritable démonstration?

Nous terminerons cette discussion en rappelant que les hémorrhagies consécutives sont très-rares après les plaies artérielles, lorsqu'on a eu la précaution d'appliquer une ligature sur les deux bouts du vaisseau. Ici cependant la circulation collatérale persiste comme chez les anévrismatiques.

La réunion de ces diverses preuves nous permet de conclure que la fréquence moindre des hémorrhagies après les amputations dépend véritablement et de l'intégrité plus grande en général du tissu artériel et des conditions spéciales de l'application des ligatures; tel est le sujet dont nous avons à poursuivre et à compléter l'étude.

2° *Examen des conditions de la moindre fréquence des hémorrhagies après la double ligature avec section intervallaire des artères.* — Les causes du succès de notre méthode sont: *a.* la rétractibilité; *b.* la moindre tension; *c.* l'augmentation d'épaisseur; *d.* la diminution de la cavité des artères transversalement divisées; *e.* la longueur de la portion du vaisseau comprise entre la ligature et l'origine de la première branche collatérale; *f.* la présence des tissus sains qui enveloppent, compriment et soutiennent l'artère; *g.* la moindre fréquence des inflammations purulentes et ulcératives, en raison des conditions favorables que nous venons de signaler. Reprenons chacune de ces considérations.

*a. De la rétractilité des artères.* — Un phénomène aussi facile à vérifier que la rétractilité des artères semblait devoir échapper à toute objection. Il n'en a pas été cependant ainsi: «La «rétractilité, dit M. Velpeau (*Médecine opératoire*, t. II, p. 73. «Paris 1839), imaginée par Morand et M. Maunoir, et sur laquelle «ont tant insisté depuis Bonfils, Taxil, et plus récemment encore «M. Guthrie, existe à peine, ainsi que l'ont prouvé les expériences «de Béclard, et que j'ai pu m'en convaincre moi-même un grand «nombre de fois. Si après l'amputation des membres, les artères «se retirent quelquefois très-loin, c'est qu'elles sont entraînées «par les muscles et non pas par l'effet d'une *contraction* qui leur «soit propre.»

Nous avons été profondément surpris à la lecture de ce passage, car voici les propres termes du mémoire de Béclard: «Une «artère coupée en travers se rétracte beaucoup, mais dans une «proportion difficile à établir. En général, dans l'artère fémorale «d'un chien, l'écartement est de six à neuf lignes, et toutes «choses égales d'ailleurs, supporté par les deux bouts de l'ar«tère. Cet écartement est inhérent à chaque partie de l'artère,

« car si, après une première section, on coupe de nouveau en tra-« vers, l'un ou l'autre bout de l'artère, à quelque distance de la « première coupure, les deux côtés de la nouvelle section s'é-« cartent encore » (*Recherches et expériences sur les blessures des artères*, par Béclard. *Mémoire de la Société médicale d'émulation*, année 1816, p. 596). Comment M. Velpeau a-t-il pu faire nier par Béclard la rétractilité des artères après une affirmation toute contraire?

Il est fort curieux, au reste, de voir M. Velpeau se contredire au sujet de cette même rétractilité artérielle, étudiée dans un autre ordre d'idées.

Voici ce qu'en disait le savant professeur à quelques pages de distance. « La section de tout le calibre d'une artère en « augmente les chances d'oblitération, soit par suite de l'obli-« tération de ses deux axes, soit à cause de l'espèce de com-« pression que les autres parties molles exercent sur lui. Ce fait, « bien connu des anciens, puisque Celse, Galien, qui ne put ar-« rêter une hémorrhagie à la cheville du pied qu'en divisant com-« plétement l'artère, Avicenne, Guy de Chauliac le mentionnent « déjà, a été de nouveau constaté par une infinité de modernes, « si bien que, pour arrêter certaines hémorrhagies rebelles, il en « est plusieurs qui, à l'instar du baron Larrey, ont conseillé de « couper en travers toute la ligne où doit se trouver l'artère « blessée. Quant à savoir si, ainsi divisée, l'artère se ferme par « suite de la rétractilité de ses tuniques, comme Morand, Briot, « Taxil, Bonfils, Larrey, Guthrie l'ont soutenu, ou bien, comme « le veut Pouteau, par l'effet de la compression des concrétions « sanguines qui s'établissent tout autour, ou par la formation « d'un caillot à l'intérieur, ou bien par l'allongement et l'épais-« sissement de la gaîne celluleuse, comme l'ont cru d'autres mo-« dernes, c'est là une question que je ne puis discuter ici » (*Médecine opératoire*, t. II, p. 13, 2e édit.).

Si les paroles de M. Velpeau ne jouissaient pas d'une aussi grande autorité, nous n'aurions pas relevé ces assertions disparates au sujet d'un même fait; mais voulant dissiper à jamais toute incertitude sur la question de la rétractilité des artères, il était indispensable de montrer l'hésitation des meilleurs esprits sur ce sujet. Nous allons maintenant signaler quelques expériences des plus faciles à vérifier et qui paraîtront, je crois, décisives.

Nous fîmes découvrir l'artère crurale d'un cadavre d'adulte, depuis le ligament de Poupart jusqu'au creux poplité. Le vaisseau, séparé par la dissection des parties voisines, avait quarante-cinq centimètres d'étendue; divisé en travers vers le milieu de la cuisse, les deux bouts s'en écartèrent immédiatement l'un de l'autre, en laissant entre eux un intervalle de douze centimètres et demi, près du tiers de la longueur totale de l'artère.

Voilà donc un exemple de rétractilité très-énergique, complétement indépendante de l'action musculaire, puisque les muscles étaient restés intacts. Si l'on concluait de cette expérience que la retractilité des artères est approximativement égale au tiers de leur longueur, on serait au-dessous de la vérité pour les vaisseaux dénudés dans peu d'étendue. L'autre artère crurale ayant été découverte dans un intervalle de soixante-seize millimètres, et divisée transversalement, présenta entre ses deux bouts un écartement de quarante millimètres, ou de plus de moitié de la portion du vaisseau mise à nu. Nous avons constaté la même rétractilité sur toutes les artères du corps, et nous affirmons, pour l'avoir maintes fois constaté, que des effets semblables s'observent sur l'homme vivant dont les artères sont saines, comme on eût pu le soutenir *à priori*.

Que l'on jette les yeux dans un cabinet d'anatomie pathologique sur une artère coupée par une seule ligature, depuis un temps plus ou moins éloigné, on verra que les deux bouts de l'artère se sont rétractés, et que leur intervalle est rempli par un cordon fibreux de nouvelle formation.

La rétractilité des artères transversalement divisées est donc un phénomène incontestable, et d'autant plus marqué, proportionnellement à la partie dénudée des vaisseaux, que cette partie a moins de longueur. Ce n'est pas un effort de *contraction*, comme on l'a dit, sans doute par distraction, mais une simple conséquence de l'élasticité des artères.

*b. De la tension artérielle.* — La rétractilité artérielle a pour effet nécessaire un état permanent de tension dont on ne saurait contester la fâcheuse influence après l'application d'une seule ligature. Tous les chirurgiens savent la rapidité avec laquelle les tissus, soumis à une forte tension, sont frappés d'inflammation ulcérative. On en a la preuve dans l'opération du bec-de-lièvre et dans tous les cas où l'on rapproche, en les tiraillant, des lambeaux anaplastiques. Les points de suture (fils ou aiguilles) coupent les chairs dès le deuxième ou le troisième jour, et quelquefois plutôt, en raison du travail d'ulcération qui en détruit la résistance, et un des plus sûrs moyens de maintenir le contact régulier des lambeaux, pendant un temps suffisant à la réunion, est précisément de remédier à cet état de tension, soit en taillant les lambeaux plus vastes, soit en facilitant leur relâchement par des incisions latérales, courbes ou droites, déjà indiquées par CELSE. L'inflammation ulcérative produite par la trop grande tension des tissus, offre en général un caractère érysipélateux et diffus fort inquiétant. Comment donc, le même danger n'existerait-il pas pour les artères? On s'abuserait étrangement en croyant avec HOGDSON et M. VELPEAU qu'il suffit de ployer les membres pour détruire cet état de tension. Nos expériences sur l'étendue si considérable de la rétraction des artères prouvent que la section transversale est le seul moyen d'en détruire la tension et de prévenir ainsi les hémorrhagies.

*c. Augmentation de l'épaisseur*, et *d. Diminution de la cavité des artères divisées.* — Une artère ne saurait se rétracter sans augmenter d'épaisseur et diminuer de capacité. Ces deux phénomènes, intimement liés l'un à l'autre, concourent d'une manière heureuse au succès de la ligature. Les petites artères ont des parois comparativement plus épaisses que celles d'un plus grand diamètre; or, une grosse artère divisée présente immédiatement, par suite de sa rétraction, les conditions d'une artère plus petite, puisque la capacité en devient moindre et que les parois en sont plus épaisses. Ainsi le danger décroît, puisqu'il est en raison inverse du diamètre des vaisseaux.

D'autre part, les membranes internes et moyennes de l'artère, coupées par la striction du fil, forment dans l'intérieur du vaisseau un bourrelet plus épais, restent plus largement en contact, font mieux obstacle à la présence du sang, déposent dans un espace donné une plus grande quantité de plasma et contractent avec les gaînes celluleuses des adhérences d'autant plus solides que l'inflammation ulcérative de cette dernière est plus lente à survenir, et que la circulation des *vasa vasorum* est restée plus libre.

*e. Plus grande longueur de la portion du vaisseau comprise entre la ligature et l'origine de la première branche collatérale.* — L'expérience a démontré le danger de placer une ligature à peu de distance de l'origine d'une branche collatérale. J'ai vu Béclard perdre par hémorrhagie, à la clinique de la faculté de Paris, une jeune femme dont il avait lié l'artère crurale à quelques millimètres de la musculaire profonde.

On remarque de fréquentes variétés dans la hauteur à laquelle les branches d'un vaisseau se séparent du tronc principal, et on ne saurait éviter le danger que nous signalons, en se conformant aux règles ordinaires de la ligature unique.

Dès l'instant que l'on se borne à découvrir complétement l'artère sur le seul point où on l'entoure du fil, on ne peut savoir à quelle distance se trouvent les branches collatérales, et l'on se guide, pour le lieu d'élection de la ligature, sur les dispositions anatomiques les plus habituelles, ce qui ne peut préserver de tout danger en raison, comme nous l'avons établi, de la fréquence des anomalies.

Notre méthode n'expose pas à ce grave inconvénient. L'artère est dénudée dans l'étendue de deux à trois centimètres, séparée de la graîne celluleuse au-dessus du point étreint par le fil, et nous recommandons aux chirurgiens de la tirer légèrement à eux après l'avoir incisée, afin de s'assurer qu'elle est libre à une certaine hauteur et que rien n'en entrave la rétractilité. Si l'on reconnaît la présence d'une branche collatérale à peu de distance de la ligature, nous conseillons de la diviser et d'en lier les deux extrémités, dans le cas où elle serait volumineuse; autrement l'on peut se borner à l'application d'un seul fil du côté du tronc, ou à quelques tours de torsion.

En suivant ces préceptes, on pourra toujours laisser un intervalle d'au moins quinze millimètres entre la ligature et la première branche collatérale, et c'est assez pour éviter les hémorrhagies.

*f. Intégrité des tissus d'enveloppe de l'artère.* — Jones, Béclard, M. Manec, etc., ont mis hors de doute, par des expériences nombreuses et maintes fois répétées par tous les chirurgiens, que le mode le plus habituel et le plus heureux d'oblitération des artères était l'adhésion des extremités vasculaires.

Les adhérences se produisent par le double mécanisme de la cicatrisation des plaies avec et sans suppuration. Les membranes internes se réunissent immédiatement entre elles ou plus ou moins avec l'extrémité du caillot sanguin; la membrane externe ou celluleuse ne se cicatrise qu'après avoir suppuré sous l'influence du contact de la ligature qui joue le rôle de corps ulcérant.

L'indication curative est donc d'annibiler autant que faire se peut toutes les causes inflammatoires, pour ne pas accroître la suppuration et ne pas étendre le travail ulcératif aux adhérences déjà produites. N'est-il pas évident dès lors que la rétraction de l'artère entraînant le vaisseau dans l'intérieur de sa gaîne, le met en contact avec des tissus sains qui, n'ayant subi aucune violence, sont mieux disposés pour la réunion immédiate, et enveloppent, compriment et soutiennent, d'une manière très-favorable, l'extrémité divisée du vaisseau? Ces conditions avantageuses pourraient-elles être comparées à celles du procédé ordinaire, où l'artère liée se trouve le point le plus déclive d'une plaie irrégulière, mâchée, contuse et presque infailliblement condamnée à suppurer? Qui n'a vu les hommes de l'art les plus habiles déchirer, avec le doigt, une algalie ou des stylets mousses, le tissu cellulaire qui réunit l'artère aux parties voisines, et comment espérer, après de pareilles manœuvres, éviter toute formation de pus autour du point occupé par la ligature? Sous ce rapport, la supériorité de notre méthode nous paraît incontestable, avec la précaution toutefois de ne pas fermer la plaie et de prévenir par l'interposition d'un corps étranger le séjour et l'accumulation du pus.

*g. Moindre fréquence de l'inflammation purulente et ulcérative.* — Les conséquences des conditions dont nous venons d'indiquer les avantages, se résument en une moindre fréquence de l'inflammation purulente et ulcérative. Nous ne reviendrons pas sur cette démonstration, contre laquelle on a élevé quelques objections que nous examinerons plus loin (voy. *Objections*).

### C. FACILITÉ PLUS GRANDE DE REMÉDIER AUX HÉMORRHAGIES CONSÉCUTIVES.

Quoique la méthode dont nous nous sommes déclaré partisan ait pour principal avantage de moins exposer aux hémorrhagies consécutives, cette dernière complication a été quelquefois observée. S. COOPER (voy. LISFRANC, t. II, p. 809) fut témoin à Londres d'une hémorrhagie secondaire, et, d'après lui, M. NORMANN DE BATH ayant placé en 1807 deux ligatures sur l'artère crurale qui fut divisée entre elles, le malade perdit 500 grammes de sang le seizième jour de l'opération, mais la compression avec un mouchoir mouillé et une bande arrêta définitivement l'écoulement du liquide.

SCARPA rapporte que deux célèbres chirurgiens italiens virent survenir chacun, sur un de leurs malades, une hémorrhagie consécutive, dont il n'a pas indiqué les résultats[1].

[1] Je dois à l'extrême obligeance de M. le docteur ROGNETTA quelques détails d'un grand intérêt sur l'opinion des chirurgiens italiens, au sujet de la méthode de la double ligature avec section intervallaire des artères. M. ROGNETTA m'a fait connaître l'opinion toute favorable de PETRUNTI (voy. l'ouvrage de ce savant sur les opérations chirurgicales. Naples 1822. 2 vol.) sur la méthode de CELSE; le jugement également laudatif du professeur CHIARI, de Naples, sur le même sujet. M. ROGNETTA remarque en outre que dans le midi de l'Italie l'opération de l'anévrisme spontané échoue huit fois sur dix,

J'ai cité un exemple semblable après une violente traction d'une des ligatures placées sur la carotide primitive, et dans ce cas l'hémorrhagie s'est arrêtée facilement par la compression pratiquée avec les doigts.

La théorie et l'expérience nous autorisent donc à soutenir que notre méthode ne présente pas seulement l'avantage de rendre les hémorrhagies moins fréquentes, mais qu'elle permet de remédier plus sûrement à ces accidents lorsqu'on n'est pas parvenu à les prévenir.

L'histoire des plaies des artères montre que le pronostic est beaucoup plus grave dans le cas où les vaisseaux sont incomplétement divisés qu'après leur section complète. Déjà les anciens avaient recommandé, comme nous l'avons vu, pour suspendre les hémorrhagies traumatiques, de porter le bistouri dans la plaie, afin d'achever la division des artères. Les recherches de Jones, de Béclard, de Manec, les faits rapportés par le baron Larrey ont confirmé la justesse de ce précepte.

Une artère partiellement ouverte offre une solution de continuité que maintiennent béante la rétraction des lèvres de la plaie et la tension des portions de parois vasculaires restées intactes. Cette disposition frappe d'une inefficacité presqu'absolue toutes les tentatives de compression. Il ne peut y avoir, dans ce cas, d'oblitération définitive, et aucun travail d'adhésion ne se produit, de sorte qu'au moment ou la compression cesse ou diminue, l'hémorrhagie reparaît.

Les suites de la division complète d'une artère sont beaucoup moins dangereuses. Le vaisseau se rétracte dans la gaîne celluleuse et augmente d'épaisseur aux dépens de sa capacité. Les membranes internes occupent un niveau un peu plus élevé que

quel que soit le procédé employé, en raison de l'artérite lente, si bien décrite par Tommasini, et qui devient la cause des complications les plus fâcheuses.

Nous verrons plus loin, en parlant des contre-indications de notre méthode, qu'elle ne saurait être d'une utilité supérieure dans le cas où les artères sont incrustées de dépôts calcaires ; les membranes en sont alors profondément altérées et ont perdu toute leur rétractilité.

la tunique externe et se laissent pénétrer et entourer par un véritable dépôt de sang et de plasma; aussi, dans ces conditions, l'hémorrhagie peut-elle s'arrêter spontanément ou être parfaitement suspendue par une compression qu'il n'est pas même, en général, nécessaire de continuer pour longtemps.

Ces faits notoires font comprendre la grande supériorité de notre méthode contre les hémorrhagies consécutives. Avec les procédés ordinaires, la continuité du vaisseau rend les effets de la compression très-incertains, et on est ordinairement obligé de lier l'artère une seconde fois au fond de la plaie ou sur un point plus élevé, pratique également périlleuse; car, dans le premier cas, on opère sur des tissus enflammés et friables, et dans le second, on n'est jamais sûr d'arrêter l'écoulement du sang qui peut persister par le bout inférieur de l'artère.

Avec notre méthode, la compression suffit au salut des malades, puisqu'on agit sur des vaisseaux complétement divisés, entourés de leur gaîne cellulaire, dans laquelle nous les avons vus se rétracter; le caillot et les adhérences se forment aisément, et de nouvelles hémorrhagies sont ainsi prévenues.

Nous donnons le conseil de retirer la ligature de la portion de l'artère d'où s'écoule le sang. La présence du fil n'est plus d'aucune utilité et devient une source d'accidents inflammatoires et ulcératifs dont il est important de se préserver.

## § III. EXAMEN DES OBJECTIONS ADRESSÉES A NOTRE MÉTHODE.

On a objecté contre notre méthode :

A. La difficulté de l'exécution.

B. La présence dans la plaie de deux ligatures.

C. La mortification des deux petites viroles de l'artère, étranglées par les fils.

D. L'expulsion des ligatures par l'impulsion du sang.

E. La nécessité de sacrifier quelques branches collatérales.

F. L'impossibilité de saisir le vaisseau en cas d'hémorrhagie.

Examinons la valeur de ces reproches.

A. *Difficulté de l'exécution.* — Nous avons hautement proclamé que la sécurité des malades dominait toute question de difficulté opératoire. Nous n'avons donc pas à revenir sur une pareille objection. Nous ne voulons pas qu'on puisse faire de la chirurgie sans études sérieuses théoriques et pratiques, parce que toute autre doctrine se traduit en résultats funestes pour l'humanité et en abaissement de la profession. En tous cas, il n'est pas plus embarrassant de placer deux ligatures que d'en mettre une seule, et les conditions particulières de l'opération concourent puissamment, en réalité, à éviter les fautes et les erreurs d'exécution, sans en augmenter d'une manière notable les difficultés.

B. *Présence de deux ligatures dans la plaie.* — Tant qu'on aura recours aux ligatures, la présence des fils dans la plaie sera la condition indispensable de la section et de la cicatrisation définitive de l'extrémité divisée des artères. Est-il vrai que la présence de deux fils puisse être une cause de complication? Nous avons établi que la rétraction du vaisseau, la présence des tissus sains environnants, la moindre tension des parois vasculaires, etc., diminuaient les chances fâcheuses de l'inflammation diffuse et suppurative. Les deux ligatures sont assez écartées l'une de l'autre pour ne pas aggraver réciproquement leurs effets irritants comme corps étrangers, et on ne saurait ainsi leur reprocher de multiplier les causes d'accidents. En outre, chaque ligature, dans notre méthode, n'occasionne d'ulcération suppurative que d'un seul côté, puisque le côté opposé est frappé de mort et ne s'enflamme pas. En cas de ligature unique, au contraire, les deux points de l'artère, placés au-dessus et au-dessous du fil, s'ulcèrent et suppurent; dès lors le foyer de la suppuration est plus étendu et peut opposer plus d'obstacle à la cicatrisation régulière des deux extrémités du vaisseau.

C. *Mortification des petites viroles de l'artère, étranglées par la ligature.* — Une portion de l'artère, de deux ou trois millimètres de hauteur, se trouve isolée au delà du fil et doit être frappée de mortification. On a prétendu que cette parcelle d'organe gangrené pourrait déterminer des accidents. On n'avait pas réfléchi que les mêmes conditions existent dans toutes les amputations, et cependant les chirurgiens n'y voient pas un obstacle à la cicatrisation des moignons, ni même au succès de la réunion immédiate. C'est donc une crainte imaginaire et une objection de peu de valeur. En tous cas, nous y attachons d'autant moins d'importance que nous blâmons la réunion immédiate et que nous conseillons de ne pas y recourir. De cette manière les détritus organiques sont entraînés au dehors de la plaie avec la suppuration et ne peuvent aucunement nuire comme corps étrangers.

D. *Relâchement et expulsion des ligatures par l'impulsion du sang.* — A. Cooper et Cline ont vu survenir des hémorrhagies, peu de moments après l'application des ligatures et la section de l'artère (voy. obs. IX et XVII). Ces habiles chirurgiens ont de nouveau mis le vaisseau à découvert, et ayant reconnu que la première ligature n'était pas restée en place, ils en ont posé une seconde et ont guéri leurs malades.

Ces accidents, survenus dans la pratique d'hommes aussi distingués, devaient frapper d'effroi les chirurgiens et fournir une grave objection contre l'emploi de notre méthode. La ligature, a-t-on dit, est repoussée peu à peu par l'impulsion du sang et finit par abandonner l'artère.

A. Cooper, voulant éviter un pareil danger, avait adopté le procédé de Dionis dont il attribuait l'idée au fils de M. Cline, et il passait un des bouts de la ligature dans l'extrémité libre de l'artère, et le nouait avec l'autre bout pour prévenir ainsi l'expulsion du fil; cette manière d'agir lui parut assurer le succès de l'opération. Scarpa fit la même objection, que nous avons également trouvée reproduite par Hogdson et M. Velpeau. Voici comment s'exprime ce dernier auteur : «Que la ligature du bout supérieur de l'artère, par exemple, vienne à être chassée ou bien «à se relâcher, comme il est arrivé à MM. A. Cooper et Cline, et «il en résultera nécessairement une hémorrhagie alarmante, ca-

«pable de devenir promptement mortelle, si le malade n'est se-«couru à l'instant. Qu'un accident semblable arrive après la liga-«ture de l'artère carotide au bas du cou, de la sous-clavière, de «l'une ou de l'autre iliaque, et la mort en sera presque inévita-«blement le résultat» (Velpeau, *Médecine opératoire, loc. cit.*, p. 73).

Nous avons plusieurs réponses à faire à cette vieille objection.

En premier lieu, nous n'hésitons pas à affirmer que toute ligature bien faite ne se desserrera pas et n'abandonnera jamais l'artère. Comment donc, n'a-t-on pas tenu compte des résultats des amputations dont nous sommes chaque jour témoins? Le danger de voir la ligature glisser sur les artères nous préoccupe-t-il réellement? Et en voyant à la surface des plaies l'extrémité de la crurale saillir à chaque battement du cœur, craignons-nous l'hémorrhagie? En aucune façon, et nous ne sommes nullement inquiet de l'imminence de ces accidents.

Pourquoi donc en serait-il autrement après l'application de notre méthode? Pourquoi ne citerait-on que deux cas de glissement et d'expulsion de la ligature parmi un nombre infini d'opérations? Pourquoi n'observerait-on pas les mêmes effets à la surface des plaies accidentelles? Aucune réponse n'a été faite à ces interrogations, et la seule possible est que ces résultats dépendent uniquement de la manière dont la ligature a été mise et serrée.

Pour ne laisser aucun doute à cet égard, nous rapporterons quelques expériences propres à porter la conviction dans tous les esprits.

Les ligatures employées furent des fils ordinaires de chanvre ou de soie, arrondis, cirés, et assez solides pour ne pas se rompre lorsque la traction n'était pas trop forte.

Première Expérience. — Nous découvrîmes l'artère crurale d'un sujet de cinquante-six ans dans une étendue de cinq centimètres, en présence de M. le docteur Lenoir, chirurgien-aide-major, et de M. le docteur Weiss, notre chef de clinique. Deux ligatures furent placées sur le vaisseau à une distance de deux centimètres, et la section de l'artère fut suivie d'un écartement de vingt-cinq millimètres entre les deux bouts. Nous enlevâmes alors, dans la longueur de deux travers de doigt, les extrémités artérielles chargées de leur ligature, et M. Weiss, en ayant assujetti l'extrémité libre sur l'embout d'une seringue à injection remplie d'eau et de la contenance d'un litre et demi, en poussa le liquide de toute sa force contre la ligature, en pressant l'instrument entre ses deux mains et sa poitrine. Après plusieurs efforts infructueux, l'eau jaillit par une petite déchirure à peu de distance de la ligature.

La dissection fit reconnaître que les membranes internes s'étaient rompues à quatre millimètres au-dessus du point où ces mêmes membranes avaient été coupées circulairement par la striction du fil.

Pendant l'expérience, la ligature était restée immobile et l'on n'avait pas vu les viroles formées par les tuniques interne et moyenne de l'artère poussées en aucune façon au dehors de la tunique externe ou celluleuse.

Deuxième Expérience. — La même épreuve, répétée dans des conditions analogues, eut des résultats semblables.

Troisième Expérience. — On aurait pu, à l'exemple de C. T. Maunoir, attribuer la résistance de la ligature à l'étendue de la portion du vaisseau située au delà du fil. Pour nous assurer de la valeur réelle de cette opinion, nous répétâmes sur diverses artères la même expérience, en appliquant les deux ligatures à trois, à quatre millimètres seulement l'une de l'autre et en coupant transversalement le vaisseau dans cet étroit intervalle. Les fils ne cédèrent pas davantage et la rupture artérielle s'opéra toujours au-dessus de la ligature.

Quatrième Expérience. — Afin de savoir si une ligature mal appliquée serait repoussée, nous rompîmes le fil au niveau du second nœud par une traction exagérée. De cette manière, l'artère n'était plus étreinte que par un seul nœud, au niveau duquel une des extrémités du fil avait été déchirée. Dans ce cas, l'injection acheva de desserrer la ligature qui fut expulsée.

Ces faits ont été répétés sur les carotides, les crurales, les sous-clavières, les axillaires, les brachiales de sujets de différents âges, et toujours l'artère, après avoir subi une forte distension, se rompait au-dessus du double nœud de la ligature qui n'était nullement ébranlée.

Cinquième Expérience. — On aurait pu nous objecter encore que les pressions subites et violentes d'un liquide contre la ligature n'étaient pas complétement comparables à l'action incessante de l'onde sanguine, et nous voulûmes constater si nous obtiendrions d'autres effets d'un poids continu. L'extrémité d'un long tube de verre de quatre-vingt-dix centimètres de hauteur fut engagée dans un segment d'artère crurale, dont l'autre bout avait été lié avec un fil ciré ordinaire.

La portion du vaisseau comprise entre le tube de verre et la ligature était de vingt-cinq millimètres; l'autre portion, située au delà du fil, n'avait pas plus de trois à quatre millimètres de saillie.

On remplit le tube de mercure et l'on en plaça le bout inférieur, engagé dans l'artère, au milieu d'une éprouvette remplie d'eau, afin d'empêcher la dessication du vaisseau et de la ligature et de recueillir le mercure au moment de la rupture des parois artérielles.

L'appareil resta onze jours en place sans changement. Le douzième jour, le mercure s'échappa par un petit pertuis formé entre le verre et l'artère; mais la ligature n'avait pas cédé.

Ces expériences ne nous donnent-elles pas le droit de conclure qu'une ligature en fil ou en soie, cirée et serrée par un double nœud avec assez de force pour diviser les membranes internes et moyennes d'une artère, ne sera jamais relâchée ni expulsée par l'effort du sang, et que dans les cas exceptionnels, où on a été témoin d'un semblable accident, l'application en avait été mal faite.

Nous ne devons pas néanmoins nous contenter de cette facile démonstration, car nous n'avons réfuté qu'une partie de l'objection, et nous ne voulons laisser aucune porte de refuge à nos adversaires. Nous poserons la question sous un nouveau jour, en disant : Dans la supposition d'une ligature mal pratiquée, le danger sera-t-il plus grand avec notre méthode qu'en recourant à la méthode ordinaire?

Nous croyons que, même sous ce rapport, notre méthode est moins périlleuse, et voici les preuves sur lesquelles nous fondons cette opinion.

Dans les cas d'hémorrhagie primitive, cités par Cline et A. Cooper, l'accident se manifesta peu de temps après l'opération. Il suffira donc, si l'on a quelques doutes sur la perfection de la ligature, de faire surveiller les malades pendant quelques heures ou même toute une journée, si on le juge prudent.

Le traitement se trouve ainsi prévu contre un accident dont on ne saurait en principe admettre la fréquence, puisqu'il est le résultat d'une faute opératoire.

Pourrait-on remédier aussi aisément aux fâcheuses conséquences d'une ligature unique mal appliquée? Nous répondons négativement; car, dans ce cas, rien ne révèlera l'imminence d'une hémorrhagie qui sera nécessairement consécutive et viendra surprendre le chirurgien et le malade au moment où ils s'y attendront le moins. Il est certain qu'une ligature trop lâchement posée ou desserrée n'arrêtera pas complétement le cours du sang, et cependant elle suffira par sa présence pour ulcérer le vaisseau et le diviser. L'hémorrhagie sera donc inévitable dans des conditions d'imprévoyance et de sécurité beaucoup plus graves. On pourrait sans doute soupçonner la continuité de la circulation dans l'artère liée par la persistance des battements d'une tumeur anévrismale, ou la réapparition d'une hémorrhagie. Mais combien de chirurgiens auront-ils le courage d'avouer que leur opération a été défectueuse et qu'il est indispensable de la recommencer? Dans le plus grand nombre des cas, on expliquera par la circulation collatérale le retour des battements anévrismatiques, et l'écoulement du sang, en cas d'hémorrhagie traumatique, sera attribué à la plaie du bout inférieur de l'artère. Le malade restera donc exposé aux chances les plus redoutables.

Ces considérations nous paraissent établir que si notre méthode est évidemment exempte de tout danger d'hémorrhagie primitive, lorsqu'elle est bien pratiquée, elle n'est pas moins supérieure à la méthode ordinaire dans les cas rares où les ligatures n'auraient pas été convenablement appliquées. En supposant l'hémorrhagie à l'origine de la carotide, de la sous-clavière ou de l'iliaque externe, il serait certainement plus aisé d'y remédier peu de temps après l'opération et en agissant sur des tissus sains, comme on le ferait dans notre méthode, qu'en cas d'hémorrhagies consécutives déterminées par une seule ligature trop lâche à une époque où la plaie serait en suppuration et tous les tissus profondément altérés dans leur coloration, leur volume et leur consistance.

E. *Section de quelques branches collatérales.* — Les branches collatérales nées d'un point de l'artère très-rapproché de la ligature, doivent être divisées, avons-nous dit, dans le but de permettre la rétraction du vaisseau et d'en faciliter l'oblitération par des adhérences plastiques et la formation d'un caillot fibrineux déposé entre le courant sanguin et les ligatures.

Cette manière d'agir nous paraît contribuer au succès de l'opération et ne saurait fournir un sujet d'objection contre l'adoption de la méthode.

Un des grands dangers, comme nous l'avons vu, de la ligature unique est d'être involontairement placée trop près d'une branche collatérale. C'est là un fait généralement admis. Nous devions donc nous mettre à l'abri d'un pareil accident, et pour y parvenir et assurer la rétractilité de l'artère, nous donnons le conseil de la découvrir et de tordre ou lier, à quinze millimètres environ au-dessus du point étreint par le fil, les petites artérioles qui feraient obstacle à ce résultat.

Est-il vrai que la division d'une branche collatérale empêcherait le rétablissement de la circulation? Si la branche à sacrifier avait assez d'importance pour mériter d'être conservée, nous mettrions la ligature un peu plus bas, et si les dispositions anatomiques rendaient cette précaution impossible, nous les regarderions comme une contre-indication à notre méthode que nous renoncerions à appliquer. De pareils cas sont heureusement fort rares et nous n'en avons pas rencontré d'exemples ; cependant nous en admettons la possibilité et nous en parlerons en traitant des contre-indications.

F. *Impossibilité de retrouver et de lier l'artère divisée en cas d'hémorrhagie.* — Ceux qui ont prétendu qu'en cas d'hémorrhagie on ne saurait retrouver l'artère divisée et y appliquer une ligature, ont complétement méconnu l'autorité de l'expérience. Nous rapporterons trois observations où l'on verra que les artères furent mises à nu et liées une deuxième fois avec un succès complet. C'est une question au reste résolue tout à l'avantage de notre méthode, puisque nous avons prouvé que les hémorrhagies étaient alors plus rares et qu'on parvenait plus aisément à y remédier.

## § IV. INDICATIONS ET CONTRE-INDICATIONS.

Indications. — Nous croyons la méthode de Celse applicable à tous les cas de ligatures artérielles, soit pour remédier à des hémorrhagies traumatiques de la continuité des vaisseaux, soit pour le traitement des anévrismes.

Contre-indications. — Nous admettons trois contre-indications : 1° celle où l'opération devrait être pratiquée dans un espace tellement étroit qu'il y aurait trop de difficultés à découvrir suffisamment l'artère et à en pratiquer la section entre deux ligatures placées à un intervalle d'au moins un centimètre. Les conditions que nous signalons se présenteront très-rarement et dépendront beaucoup de l'état pathologique des parties et du degré d'habileté du chirurgien. On parvient, sur un sujet sain, à placer deux ligatures, écartées l'une de l'autre d'un centimètre, sur le tronc brachio-céphalique, sur l'artère sous-clavière en dehors des scalènes, sur l'artère iliaque primitive, vaisseaux situés très-profondément et des moins accessibles aux manœuvres opératoires.

Il suffit, au reste, des exemples cités pour faire comprendre combien de pareils cas sont exceptionnels dans la pratique, et incapables, par conséquent, d'altérer la valeur générale de notre méthode.

La deuxième contre-indication serait l'origine, au voisinage de la ligature, d'un grand nombre de branches vasculaires indispensables à la circulation des parties dont on voudrait lier l'artère principale.

L'artère sous-clavière, en dedans des scalènes, nous paraît être dans ce cas. La vertébrale, la thyroïdienne inférieure, la première intercostale, la mammaire interne, le cervicale transverse, la scapulaire supérieure et la cervicale profonde forment dans ce point un lacis de vaisseaux volumineux, au milieu duquel il serait à peu près impossible d'appliquer notre méthode avec chances de succès.

La troisième contre-indication nous paraît être l'artérite chronique avec perte de la rétractibilité.

## § V. MANUEL OPÉRATOIRE.

Les divers temps de la ligature des vaisseaux sont trop connus pour que je les rappelle ici, ce serait d'ailleurs reproduire en grande partie le chapitre de mon *Traité de médecine opératoire*, consacré à ce sujet. J'insisterai cependant sur quelques indications toutes spéciales à notre méthode.

La plaie tégumentaire devra présenter assez d'étendue pour ne jamais gêner les manœuvres du chirurgien. On se créerait autrement beaucoup d'obstacles sans compensation, car, dans des opérations aussi graves que la ligature d'une artère, l'excès de longueur d'une incision cutanée n'augmente pas notablement les chances du danger.

La division nette et régulière des tissus est préférable aux déchirures produites par l'emploi des sondes ou des autres instruments mousses. On aura la précaution de maintenir écartées les lèvres de la solution de continuité, au fur et à mesure qu'on la rendra plus profonde, afin de ne pas diviser plusieurs fois, fort inutilement, les mêmes parties, qui autrement reviennent s'offrir au bistouri en avant de l'artère; on découvre ainsi le vaisseau plus rapidement. L'opérateur doit néanmoins consulter son degré d'habileté, car s'il n'était pas sûr de sa main, il vaudrait mieux déchirer le tissu cellulaire que de s'exposer à blesser l'artère.

Dans le cas où une branche collatérale devrait être sacrifiée pour faciliter la rétraction du vaisseau principal et augmenter la hauteur de l'espace compris entre la ligature et le point où la circulation se continuerait par la première artère conservée, il faudrait découvrir cette branche et en opérer la section et la ligature le plus loin possible de son origine, afin d'être plus certainement à l'abri de toute possibilité d'hémorrhagie. Il suffirait toutefois que cette branche conservât quelques millimètres de longueur pour que l'oblitération s'en effectuât.

Si l'on divisait une très-petite artère, on pourrait se borner à en tordre les extrémités ou à appliquer un fil très-fin sur le bout supérieur; mais si le vaisseau était d'un diamètre d'une plume de corbeau, il serait mieux d'en lier les deux bouts; indication qui s'offrira très-rarement, puisque le chirurgien a le soin de découvrir les artères dans les régions où elles ne donnent pas de branches collatérales ou en fournissent seulement de peu d'importance.

Un centimètre d'intervalle entre les deux ligatures suffit certainement; cependant nous recommandons d'en laisser deux, lorsqu'aucune raison n'existe d'agir autrement.

Si la distance laissée entre les deux ligatures ne devait pas dépasser un centimètre, nous recommanderions, par simple déférence pour des craintes que nous ne partageons pas, de diviser l'artère un peu plus près de son bout inférieur que du bout supérieur, afin de ne pas en opérer la section trop près de la ligature, qui supporte le plus grand effort d'expulsion du sang.

Dans tous les cas, cette section serait faite avec un grand soin et exactement entre les deux fils, au moyen de ciseaux ou du bistouri, au choix du chirurgien. Cette incision vraiment délicate, si les ligatures étaient fort rapprochées, serait beaucoup facilitée par le soulèvement de l'artère au moyen des deux ligatures.

Les fils seront de lin, de chanvre ou de soie, assez résistants pour ne pas se rompre, et bien cirés. Les plus fins, lorsqu'ils sont suffisamment solides, nous paraissent les meilleurs; mais nous n'attachons pas cependant une grande importance à l'extrême ténuité des ligatures.

Si l'on n'avait pas de fils cirés dans une circonstance imprévue, on ferait bien de les mouiller avec quelques gouttes de sang et de les étendre un moment avant de s'en servir, pour en éviter l'enroulement et assurer la solidité des nœuds.

Une des extrémités de chaque ligature est ensuite coupée à quatre millimètres du second nœud, et non pas au niveau même de ce dernier, comme nous l'avons vu faire quelquefois.

L'opération terminée, reste encore la question du pansement de la plaie.

Les chirurgiens sont d'accord sur la vigilance avec laquelle on doit mettre les ligatures à l'abri de toute traction pendant les dix à douze premiers jours de l'opération; mais la même unanimité n'existe pas au sujet du mode de réunion de la plaie.

Les uns sont partisans de la réunion immédiate, les autres de la réunion secondaire. Nous partageons complétement sur ce sujet l'opinion de Scarpa dont nous rapporterons les paroles:

«Quant au précepte de tenir les lèvres de la plaie légèrement «écartées, jusqu'à ce que la ligature soit tombée, son utilité est «démontrée, tant par le mauvais succès de la méthode contraire, «employée d'abord par Hunter qui, dans ses premières expé«riences, réunit la plaie immédiatement, que par les heureux ré«sultats qu'il obtint en suivant une marche opposée à la pre«mière. Pour tenir les lèvres de la plaie écartées, je n'entends pas «qu'on doive combler de charpie leur intervalle, mais seulement «qu'on interpose entre elles avec douceur un plumasseau chargé «d'un onguent simple, afin de les empêcher de se rapprocher «prématurément, et surtout pour empêcher qu'elles ne se réu-«nissent, et s'opposent par là à la libre issue des ligatures et du «pus. D'ailleurs ce précepte n'est, à proprement parler, qu'une «application de la règle générale adoptée par tous les bons pra-«ticiens relativement au traitement des plaies qui, par leur «situation, leur profondeur, la présence de corps étrangers, peu-«vent être compliquées de fluxion inflammatoire, d'infiltration «purulente sous les aponévroses et dans les interstices des mus-«cles, toutes les fois qu'elles sont réunies prématurément. HOME, «malgré les résultats désavantageux de la conduite de son maître, «pense qu'après la ligature de l'artère fémorale, on doit réunir la «plaie immédiatement; mais les faits qu'il rapporte lui-même «sont en opposition avec son précepte» (SCARPA, *loc. cit.*, p. 312).

Ce jugement si positif et si bien motivé de SCARPA nous paraît devoir être vivement recommandé à la sérieuse attention des chirurgiens. Voilà bientôt une vingtaine d'années que nous déplorons les désastreux résultats fournis par des tentatives irrationnelles de réunion immédiate. L'affreuse mortalité des opérés de Paris n'a pas, à notre avis, de cause plus influente, et nous croyons devoir hautement proclamer l'urgente nécessité d'une réforme à cet égard. Les règles en seraient faciles : réserver la réunion immédiate pour les cas où l'adhésion primitive peut réellement réussir, comme le démontre l'expérience; renoncer, au moins partiellement, à en faire usage après les opérations où les insuccès sont pour ainsi dire constants. Les amputations sont un exemple auquel nous nous bornons ici pour ne pas entrer dans de plus longs détails sur cette question incidente. La réunion immédiate du moignon des amputés est un fait si rare, que, pour ma part, je n'en ai jamais vu un seul exemple à la jambe et à la cuisse, et cependant nous voyons continuer incessamment la poursuite fatale de cet insoluble problème, dont la démonstration se résume malheureusement en une effroyable mortalité.

## § VI. OBSERVATIONS.

**Obs. Ire.** — *Jeune fille amputée de la jambe. Hémorrhagies consécutives du moignon, persistant malgré plusieurs tentatives de compression et de ligature directe dans la plaie. Double ligature avec section de l'artère crurale. Guérison.*

Une jeune fille nous fut adressée, en 1847, par M. le docteur SCHAAF, pour être opérée, à la clinique chirurgicale de Strasbourg, d'un fongus de l'articulation tibio-tarsienne.

Les os du pied étaient cariés, et l'amputation nous parut indispensable. L'opération fut faite par notre procédé à lambeau externe, sur la malade complétement endormie par l'éther; aucun accident primitif n'eut lieu, mais, vers le huitième jour, plusieurs hémorrhagies vinrent compliquer le traitement, malgré nos tentatives de compression et de ligature directe.

Nous prîmes le parti de pratiquer la ligature de l'artère crurale, et, pour ne pas inquiéter la malade, on lui annonça qu'un nouveau tamponnement de la plaie était nécessaire et qu'on voulait lui en éviter la douleur en la soumettant préalablement aux inspirations d'éther.

L'anesthésie ayant été déterminée facilement, on plaça l'opérée sur un brancard et on la transporta à l'amphythéâtre situé à une assez grande distance. Là, en présence des élèves et de nombreux confrères, je découvris l'artère crurale à la réunion du tiers supérieur avec le tiers moyen de la cuisse. Le couturier fut rejeté en dehors et le vaisseau isolé des parties environnantes par une incision sur le milieu de la gaîne celluleuse, dont les deux côtés furent écartés à droite et à gauche, de manière à mettre l'artère complétement à nu, sans risque d'intéresser la veine et le nerf, qui ne furent même pas aperçus. Le vaisseau fut dénudé dans une longueur de quatre centimètres; deux ligatures, formées d'un fil de soie ciré peu volumineux, furent appliquées à deux centimètres d'intervalle, serrées par un double nœud, près duquel l'un des bouts de chaque fil fut divisé. L'artère fut alors coupée transversalement entre les deux ligatures et se rétracta sur-le-champ, de manière à laisser entre les deux extrémités un intervalle de deux travers de doigt de largeur. Une bandelette de linge, enduite de digestif simple, fut placée dans la plaie, et le pansement terminé par l'application d'un linge fenêtre et cératé, d'un plumasseau, d'une compresse et de tours de bande légèrement serrés.

La jeune fille fut reportée à son lit, où elle reprit bientôt connaissance, sans s'être doutée des déplacements, ni de l'opération qu'elle venait de supporter.

Le troisième jour seulement, la levée du premier appareil lui révéla son opération. Aucune hémorrhagie n'eut lieu du moment de la ligature. Chute des fils, du douzième au quinzième jour. Guérison rapide et complète de la plaie de la cuisse et de celle du moignon.

**Obs. II.** — *Section accidentelle du nerf sciatique. Paralysie consécutive du membre. Ulcère du talon compliqué de carie des os du pied. Ampu-*

*tation de la jambe. Formation d'un anévrisme variqueux au devant du moignon. Double ligature avec section intervallaire de l'artère crurale. Guérison.*

Le malade, âgé de vingt-six ans, fut amputé, le 8 janvier 1848, à la clinique de la faculté, par mon procédé à lambeau externe. La tibiale antérieure n'ayant pas donné de sang au moment de l'opération, ne fut pas liée. La plaie du moignon marcha d'abord régulièrement vers la cicatrisation, puis devint stationnaire et resta ouverte en avant et en dehors du membre, sans aucune espèce d'altération des os. On constata, dans la direction de l'espace interosseux, la présence d'une tumeur de la grosseur d'un petit œuf de poule, molle, dépressible, soulevée par des mouvements d'expansion, isochrones aux battements du cœur, faciles à reconnaître à l'œil nu, et donnant à l'oreille et à la main un bruit de souffle très-marqué. Tous ces symptômes disparaissaient avec la tumeur, par la compression de l'artère crurale, et redevenaient très-apparents dès qu'on cessait de suspendre la circulation. On avait donc sous les yeux un anévrisme très-probablement variqueux, dont le développement faisait obstacle à la guérison de la plaie. L'artère et la veine tibiales antérieures s'étaient-elles mises en communication par une ulcération perforative? C'était une explication peu vraisemblable. Le caillot oblitérateur, repoussé par l'impulsion du sang, avait-il facilité la formation d'une petite ampoule cellulaire terminale, sorte d'anévrisme faux consécutif ou enkysté, qui mettait les orifices vasculaires en rapport circulatoire? Je n'affirme rien et me borne à de simples suppositions. Si le moignon se fût cicatrisé, je n'eusse conseillé ni entrepris aucune opération, parce que la science enseigne et la pratique démontre, comme j'ai eu plusieurs exemples, que les anévrismes variqueux peuvent rester indéfiniment stationnaires, même après avoir acquis un assez grand volume, sans causer de graves accidents. Mais la plaie était rougeâtre, irritable, ne faisait aucun progrès vers la cicatrisation, et la tumeur continuait à s'accroître. L'art devait donc intervenir. Il n'était pas possible de suivre la règle de lier l'artère au-dessous et au-dessus de la plaie, puisqu'ici la lésion avait pour siége l'extrémité coupée d'une artère. Ouvrir directement la tumeur, c'était s'exposer à des dissections très-difficiles, à des délabrements étendus, à une suppuration dangereuse du sac. Nous nous décidâmes, en cette occurence, à recourir à la ligature de l'artère crurale, dans le triangle de Scarpa.

Le jeudi 9 mars 1848, nous mîmes le vaisseau à découvert, en présence de M. le professeur Goffres, de M. le docteur Michel, chef des travaux anatomiques, de MM. les docteurs Boudier et Pastoret, chirurgiens-aides-majors, de M. le docteur Schaaf et de MM. les élèves de la clinique. L'artère, dénudée dans une étendue de quatre centimètres, fut étreinte par deux ligatures placées à quinze millimètres d'intervalle, et divisée transversalement entre les deux fils. La rétraction des extrémités du vaisseau fut immédiatement de trois centimètres. On coupa un des bouts de chaque ligature et on introduisit dans la plaie une simple bandelette de linge. Aucun accident ne vint, dès ce moment, entraver la cure; la tumeur ne reparut plus. L'inflammation resta modérée et la suppuration de bonne nature. Aucune hémorrhagie primitive, ni consécutive; guérison complète du moignon. Nous avons revu longtemps après ce malade, qui ne conservait pas la moindre trace de sa tumeur.

**Obs. III.** — *Hémorrhagies répétées de la paume de la main, à la suite d'une blessure de cette région, datant de cinq semaines et compliquée de gangrène par compression. Double ligature avec section intervallaire des artères radiale et cubitale. Aucun accident.*

La double ligature des artères radiale et cubitale, avec section intervallaire de ces deux vaisseaux, fut pratiquée le 19 février 1849, à la clinique de la faculté, en présence de plusieurs confrères et de M. le professeur Scrive, de Lille. Les artères, découvertes au point de réunion du tiers moyen avec le tiers inférieur de l'avant-bras, furent soigneusement séparées des parties environnantes dans l'étendue de deux travers de doigt et divisées entre deux ligatures placées à quinze millimètres de distance. Un écartement de près de deux centimètres eut immédiatement lieu entre les bouts de chaque vaisseau. Les plaies furent pansées d'après les règles que nous avons exposées, et cette double opération ne fut suivie d'aucun accident.

**Obs. IV.** — *Même malade. Continuation de l'hémorrhagie de la paume de la main, malgré la section des artères radiale et cubitale. Double ligature avec division intermédiaire des artères brachiale et collatérale du nerf cubital. Aucun accident.*

L'hémorrhagie ayant persisté malgré l'interruption du cours du sang dans les deux principales artères de l'avant-bras, nous n'avions d'autre ressource que la ligature de l'artère brachiale. Nous fîmes cette opération le 3 mars 1849, et rencontrâmes, le long du trajet du nerf cubital, une autre branche vasculaire volumineuse, dont les battements étaient énergiques, et que nous crûmes prudent de lier aussi pour plus de sûreté. Les deux vaisseaux, soigneusement dénudés et coupés entre deux ligatures, se rétractèrent de plus de deux centimètres. Aucune complication ne vint compromettre un seul instant les heureux résultats de l'opération considérée en elle-même. Les fils tombèrent le douzième jour, et la plaie guérit parfaitement pendant la cicatrisation du moignon de l'avant-bras, dont l'amputation dut être pratiquée au-dessous du coude. Les hémorrhagies de la main avaient été, en effet, définitivement arrêtées, mais la suppuration, le décollement des téguments et les altérations des os du carpe et du métacarpe devinrent si considérables que toute chance de conserver le membre disparut. L'amputation, exécutée par notre méthode à un seul lambeau antérieur, fut suivie d'un succès rapide et complet.

**Obs. V.** — *Blessure partielle de l'artère radiale. Formation d'un anévrisme circonscrit. Hémorrhagies répétées. Double ligature avec section intermédiaire du vaisseau. Aucun accident. Guérison.*

Nous reçûmes à la clinique de la faculté un ouvrier de la fabrique de Graffenstaden, qui avait eu l'artère radiale coupée incomplétement vers la partie moyenne de l'avant-bras. La compression employée pendant deux semaines n'avait pu prévenir des hémorrhagies répétées et dangereuses, en raison de leur persistance, et un anévrisme faux circonscrit, du volume d'un petit œuf de poule, s'était produit. Le 15 mai 1849 nous découvrîmes largement l'artère, en présence de MM. les docteurs MICHEL, WIEGER, LACH, etc., et deux ligatures furent placées au-dessus et au-dessous de la plaie, à deux centimètres d'intervalle. On acheva la section de l'artère entre les fils, et la plaie fut pansée comme nous l'avons recommandé. Le malade guérit promptement et sortit de l'hôpital pour aller reprendre ses occupations.

**Obs. VI.** — *Plaie des artères radiale et cubitale. Hémorrhagies. Double ligature des vaisseaux. Guérison.*

Un jeune peintre eut la face antérieure de l'avant-bras profondément divisée par un carreau de vitre. La plaie, oblique de haut en bas et de dehors en dedans, occupait la partie moyenne du membre et en avait atteint tous les muscles superficiels. Un bandage compressif avait servi à suspendre une hémorrhagie très-abondante, lorsque le malade se présenta à l'hôpital dans les premiers jours du mois de juin 1849. M. le docteur WIEGER, chef des cliniques de la faculté, découvrit la plaie et lia les bouts supérieurs et inférieurs de chaque artère. Les ligatures tombèrent du douzième au quinzième jour, et le malade guérit de sa blessure sans aucun accident.

**Obs. VII.** — *Anévrisme faux circonscrit de l'artère radiale, par suite de la cautérisation d'un charbon. Double ligature avec section de vaisseaux. Guérison sans accidents.*

Je fus appelé, en 1830, à donner des soins à un fermier des environs de Rambouillet, où je me trouvais momentanément détaché du Val-de-Grâce, par suite des événements de cette époque.

Le malade, atteint de charbon, avait été profondément cautérisé par un berger, et à la chute de l'escarre une hémorrhagie s'était déclarée. La compression, pratiquée avec beaucoup de force, n'avait qu'incomplétement remédié à l'écoulement du sang, et le malade était arrivé à un état de faiblesse tout à fait alarmant.

Je trouvai, à la levée de l'appareil, un anévrisme circonscrit, du volume d'une noisette. L'artère fut découverte et une première ligature fut placée sur le bout supérieur du vaisseau. J'ai déjà raconté comment j'avais été conduit à pratiquer la méthode dont je préconise actuellement les avantages. Le malade guérit parfaitement.

Ces sept premières observations comprennent onze exemples de double ligature avec section intermédiaire du vaisseau, sans accidents primitifs consécutifs. C'est une série de succès fort remarquable, et malgré l'habitude de certains chirurgiens de faire peu de cas des réussites, en raison, sans doute, de la continuité habituelle de leurs revers, nous croyons que les praticiens, aux yeux desquels les avantages de l'art et de l'humanité l'emportent sur les susceptibilités de leur amour-propre, seront frappés de l'importance de ces résultats.

Une dernière preuve nous restait à établir, celle de la plus grande facilité de remédier aux hémorrhagies consécutives dans le cas où l'on ne serait pas parvenu à les éviter. Nous n'avons recueilli qu'un seul fait de ce genre dans notre pratique; mais nous le jugeons d'une très-grande valeur, et nous en rapporterons avec soin les détails recueillis par M. MAUPON, chef de clinique.

**Obs. VIII.** — *Ligature préventive de la carotide primitive pour l'ablation de la parotide en totalité. Hémorrhagie, le huitième jour, causée par une traction accidentelle d'une des ligatures, et arrêtée definitivement, au bout de quelques minutes, par la seule compression des doigts.* — Observation recueillie par M. MAUPON.

V., maréchal-des-logis au 4e régiment d'artillerie, fut adressé de Belfort à M. SÉDILLOT, pour une tumeur carcinomateuse de la parotide gauche, datant de quatre années et déjà opérée trois fois. Chaque tentative d'ablation des tissus morbides avait été suivie de récidive. La tumeur était ulcérée, fongueuse, saignante, et s'étendait en hauteur de la moitié supérieure de l'oreille (la moitié inférieure avait disparu dans la plaie) à l'angle de la mâchoire, et, en largeur, de la partie moyenne de la joue au bord du musle sterno-mastoïdien.

Le malade, âgé de vingt-cinq ans, fortement constitué et d'une santé excellente jusqu'à l'apparition de son affection, en rapportait la cause à un coup reçu sur la région parotidienne. Les trois opérations qu'il avait subies l'avaient affaibli, et ses chairs étaient un peu molles et décolorées.

L'extirpation de la parotide fut décidée et pratiquée par M. SÉDILLOT, le 15 août 1848, en présence de MM. les docteurs GOFFRES, BOUDIER, GAMA, JULIENNE, DEYBER, et de MM. TEDESCHI, CLAUDEL, DUFOUR, etc.

M. SÉDILLOT commença par la ligature de la carotide primitive, qui fut mise à nu, liée en deux points distants de quinze millimètres environ, et transversalement coupée dans cet intervalle. La gaîne celluleuse, incisée sur le plein du vaisseau et rejetée à droite et à gauche, avait servi à écarter complétement la veine jugulaire et le nerf pneumo-gastrique, qui ne furent pas aperçus. Les deux bouts de l'artère s'écartèrent de plus d'un travers de doigt de distance, immédiatement après l'incision. La parotide fut disséquée d'avant en arrière et de haut en bas, de manière à mettre successivement à nu le masseter, la branche verticale de la mâchoire, une portion des muscles ptérygoïdiens, sterno-mastoïdiens, constricteur supérieur du pharynx, les apophyses mastoïde et styloïde, le bouquet anatomique de Riolan et le muscle digastrique. *Les artères temporale, transversale de la face, maxillaire interne, auriculaire-postérieure donnèrent autant de sang que si la carotide primitive n'eût pas été liée*, et la section du tronc commun de la temporale et de la maxillaire interne, faite en terminant l'opération, fournit également un jet de sang à plein canal.

Le pansement consista en quelques boulettes de charpie, placées dans la large excavation résultant de l'ablation de la tumeur. Cette double opération, fort compliquée, comme on le voit, et pratiquée pendant l'anesthésie chloroformique, dura près d'une heure et demie avec le pansement.

Le malade, à son réveil, ne croyait pas qu'on l'eût encore opéré. Il fut couché, la tête un peu élevée, et alla parfaitement bien jusqu'au huitième jour, 23 août. A cette époque, la plaie parotidienne était vermeille, de très-bonne nature, ne présentait pas de gonflement et fournissait une suppuration louable. Le malade mangeait avec appétit, dormait bien, n'avait pas de fièvre et venait d'écrire une lettre à un de ses amis, pour lui annoncer le bon succès de sa cure, lorsqu'à onze heures du matin, après un pansement, pendant lequel une des ligatures avait accidentellement subi une traction assez forte et douloureuse, une hémorrhagie violente se déclara subitement par la plaie carotidienne. Me trouvant de garde, j'y courus aussitôt et j'arrêtai le sang en portant le doigt indicateur de la main droite sur le point d'où il jaillissait. Le malade était pâle, affaissé, poussait de faibles cris de désespoir et répétait d'une voix éteinte : Je me sens mourir.

La compression fut continuée pendant toute la journée et toute la nuit, par des aides qui se relevaient de deux heures en deux heures. Dès le lendemain, 24 août, on cessa la compression, mais on resta encore en surveillance continuelle auprès du malade pendant quarante-huit heures. La plaie carotidienne était d'un rouge grisâtre, remplie d'un pus sanguinolent extrêmement fétide.

Le 27, le malade délire et paraît très-abattu; ses yeux sont agités de mouvements convulsifs; pouls plein et à 104 pulsations; respiration assez régulière. Un gramme de calomel fut prescrit, mais rapidement rejeté par l'estomac avec de la bile. Pendant la nuit, alternatives d'agitation et d'assoupissement.

Le 28, même état; mouvements fréquents de la main gauche vers la tête; pas de réponses aux questions. Cependant V. tire la langue lorsqu'on le lui demande. Frisson violent à huit heures du soir, suivi de chaleur et de sueur. Refus des boissons; bouche fuligineuse; carpologie. Paralysie de la mobilité des membres supérieur et inférieur droits. La sensibilité persiste. Hoquets pendant la nuit.

Le 29, hémiplégie droite complète, avec occlusion des paupières de ce côté. Nouveau frisson avec claquement des mâchoires à onze heures et quart. Mort à six heures du soir.

L'examen anatomique du corps fut faite le 30 août, en présenee des hommes de l'art qui avaient assisté à l'opération, et on constata les particularités suivantes :

1° La parotide avait été complétement enlevée et il ne restait aucune trace de la tumeur. Tous les tissus environnants étaient sains et en voie de cicatrisation.

2° Il existait une méningite suppurée de toute la moitié gauche du cerveau. L'hémisphère de ce côté était recouvert d'une couche de pus verdâtre et fétide.

L'encéphale et les méninges du côté droit présentaient seulement de la rougeur.

Les deux substances grise et blanche du cerveau étaient parsemées d'abcès de la grosseur d'un pois. Deux de ces abcès existaient sous l'épaisseur de la couche optique gauche. Ces abcès étaient parfaitement circonscrits par un tissu sain.

Le ventricule latéral de l'hémisphère cérébral gauche renfermait une grande quantité de sérosité purulente sanieuse, ainsi que le ventricule moyen. Le ventricule droit ne contenait que de la sérosité.

*Thorax.* Taches noirâtres, nombreuses et saillantes, de deux centimètres de diamètre et nettement limitées à la surface des poumons. Piqueté noirâtre à la base de ces organes. Aucun abcès.

*Plaie carotidienne.* La plaie carotidienne était enduite d'un pus fétide, sanieux comme pultacé. L'écartement des deux bouts de l'artère était de quatre centimètres. Le bout supérieur était renfermé dans la gaîne celluleuse, épaissie, lardacée, criant sous la section du scalpel et de couleur ardoisée. Cette portion de l'artère, fermée par des adhérences plastiques à son extrémité, était distendue par du pus dans une longueur de vingt-cinq millimètres. On observait au-dessus un caillot sanguin grisâtre, fibrineux, d'un assez petit volume et uni assez lâchement aux parois du vaisseau, dans lequel était un filament sanguin se prolongeant jusqu'à la naissance des carotides externe et interne.

L'autre extrémité du vaisseau, ou bout inférieur, également retirée dans la gaîne celluleuse restée saine de ce côté, était distendue par un caillot fibrineux rougeâtre et dense, de deux centimètres et demi de hauteur, fortement adhérente aux parois de l'artère, qui était béante sur ce caillot formant un bouchon véritablement oblitérateur. Un filament rougeâtre s'étendait de ce caillot à l'orifice aortique de la carotide.

Réflexions. — Cette observation soulève de nombreuses et importantes questions.

1° En premier lieu, nous proclamons de toute évidence non-seulement l'inutilité, mais encore le grave danger de la ligature de la carotide primitive dans les cas d'ablation des tumeurs de la parotide ou de la face.

En effet, cette ligature ne préserve pas des hémorrhagies, car le sang coulait à plein jet et avec une extrême violence de chacune des branches carotidiennes au moment où nous les intéressions.

En outre, par la ligature on sacrifie la carotide interne et les principales divisions de la carotide externe, tandis que la terminaison seule de cette artère, au-dessous de la naissance de la maxillaire interne et de la temporale, est nécessairement coupée.

L'aggravation du danger que l'on fait courir à l'opéré est

immense sous le rapport des accidents pyoèmiques, de la méningo-encéphalite et des hémorrhagies.

La pyoèmie naît facilement de la plaie cervicale-carotidienne, toujours profonde, fortement bridée et parsemée de veines nombreuses, voisines du cœur, et maintenues béantes par le tissu fibreux environnant. Des complications de méningite et d'encéphalite suppurées sont fréquentes à la suite des ligatures de la carotide primitive, et les hémorrhagies primitives et secondaires ne sont malheureusement pas rares.

J'avais, à l'occasion d'un fait de ligature carotidienne suivie de méningo-encéphalite suppurée et d'hémiplégie (voy. *Gazette médicale de Paris*, 1843), appelé l'attention sur l'imminence des inflammations suppuratives par défaut d'une quantité suffisante de sang. Ici les mêmes accidents d'hémiplégie déjà signalés par d'autres chirurgiens, se reproduisirent, et l'hémorrhagie accidentelle, qui était survenue, en fut évidemment la cause, alors même que l'on admettrait une complication de pyoèmie.

Il est donc manifeste qu'il faut, comme l'a conseillé M. le docteur américain Norris, d'après une considération impartiale et judicieuse des faits, renoncer absolument à la ligature préventive des carotides, puisque cette opération, dénuée d'avantages, est en réalité la source des plus graves dangers.

2° Nous ferons remarquer la facilité avec laquelle nous enlevâmes la totalité de la parotide, et la rapidité avec laquelle la guérison de la plaie commençait à s'opérer. L'ablation complète de la tumeur fut nettement demontrée par l'examen cadavérique, et eût été probablement la cause d'une cure définitive chez un homme jeune, bien constitué, et qui n'offrait aucun signe de diathèse cancéreuse.

3° L'efficacité d'une simple compression directe pour suspendre définitivement l'hémorrhagie d'une artère aussi volumineuse que le tronc carotidien, mérite, je crois, toute l'attention des hommes de l'art et confirme la supériorité de notre méthode. La rétraction profonde du vaisseau dans sa gaîne celluleuse explique la production du caillot oblitérateur, qui n'eût probablement pas eu lieu si l'on se fût borné à étreindre l'artère dans une seule ligature. On sait qu'en pareil cas, la continuité du vaisseau persiste constamment par un cordon ligamenteux intermédiaire et que l'analogie reste malheureusement complète avec une plaie artérielle incomplète, lorsqu'une hémorrhagie se produit dans ces conditions.

4° Nous noterons enfin le mode d'oblitération du vaisseau par un véritable bouchon fibrineux qui en remplissait complétement l'orifice. Plus tard, la rétraction et l'organisation de ce caillot cylindrique eussent amené la transformation de l'artère en un tissu fibreux-homogène; mode de guérison fort différent de celui où les tuniques vasculaires adhèrent entre elles et ferment le vaisseau sans le secours d'un bouchon sanguin.

**Obs. IX.** — *Anévrisme de l'artère poplitée chez un vieillard de soixante-sept ans. Double ligature avec section de l'artère crurale devenue friable et osseuse. Aucune rétraction des extrémités du vaisseau. Hémorrhagie subite et mortelle le quinzième jour, au moment où la guérison semblait assurée.* — Observation recueillie par M. Herrenschneider, chef de clinique.

M. Gaspard, Joseph, né à Belfort, en 1783, entra à la clinique de la faculté de Strasbourg, le 9 novembre 1849, pour un anévrisme très-volumineux de l'artère poplitée droite. Le malade, ancien officier, offrait une constitution délabrée et avait les artères ossifiées, comme on pouvait s'en assurer en comprimant avec les doigts les radiales, crurales, etc., et toutes celles qu'il était possible d'atteindre. On ignorait complétement l'époque de l'apparition de l'anévrisme, dont les accidents avaient d'abord été confondus avec ceux d'une affection rhumatismale; cependant on pouvait approximativement la fixer à deux années. On hésita d'abord à entreprendre une opération dans des conditions aussi fâcheuses, mais le malade souffrant de sa tumeur au point d'en perdre le sommeil et l'appétit, et réclamant avec instance soit l'amputation, soit tout autre mode de traitement, on se décida à pratiquer la ligature de l'artère crurale, le 6 décembre.

M. le professeur Sédillot, après avoir fait chloroformer le malade, mit l'artère crurale à nu à la réunion du tiers supérieur avec le tiers moyen de la cuisse. La gaîne celluleuse, divisée au devant du vaisseau et renversée de chaque côté, permit de l'isoler avec facilité dans une étendue de quinze millimètres, en liant et coupant entre deux ligatures une petite branche musculaire. Deux fils en soie, cirés, furent passés sous l'artère et liés à douze millimètres l'un de l'autre, et on entendit très-distinctement le brisement des membranes ossifiées.

La section du tube vasculaire, exécutée avec des ciseaux entre les deux ligatures, ne fut suivie d'aucune rétraction, et les surfaces opposées de la plaie artérielle restèrent rapprochées et en contact.

Nul accident ne suivit cette opération. Le malade reprit du sommeil, les douleurs cessèrent, aucune tache gangréneuse n'apparut, la plaie ne s'enflamma pas et les battements disparurent définitivement dans la tumeur, dont le volume resta stationnaire et donnait au genou une circonférence de quarante-sept centimètres.

Tout faisait espérer une terminaison heureuse, lorsque survint, le 21 décembre, quinzième jour de la ligature, à six heures du matin, une hémorrhagie qui dura à peine sept ou huit minutes et fut arrêtée par l'application d'un tourniquet. La perte de sang fut évaluée à 300 grammes au plus; cependant le malade eut une première syncope, puis une seconde, un quart d'heure plus tard, et il succomba dans un état semi-comateux.

*Examen anatomo-pathologique.* — Les deux ligatures placées sur les extrémités de l'artère étaient encore très-fortement adhérentes. Celle du bout supérieur était intacte et un caillot fibrineux de dix millimètres environ de hauteur remplissait la cavité du vaisseau.

La ligature du bout inférieur semblait avoir été arrachée au côté externe de l'artère, et par cette solution de continuité, de quelques millimètres de diamètre, sortait un caillot rougeâtre et de récente formation. L'hémorrhagie s'était produite dans ce point et semblait avoir été déterminée par quelques tractions accidentelles du fil.

La tumeur était remplie de sang noir, en partie diffluent, sans traces de pus, et le coagulum lamelleux y offrait peu d'épaisseur.

Toutes les artères étaient ossifiées et dans beaucoup de points détruites par les dégénérescences athéromateuses, jusqu'à la tunique celluleuse.

Réflexions. — On ne saurait invoquer cet exemple d'insuccès contre notre méthode, puisque la rétractilité des parois artérielles n'existait plus; tel est, il faut le reconnaître, le cas assez fréquent des opérations de ligature pratiquées pour des anévrismes spontanés, dont l'extrême gravité dépend beaucoup plus des altérations générales du système artériel que de la méthode opératoire mise en usage.

L'ossification et la friabilité des vaisseaux avec perte de toute rétractilité sont donc des conditions où l'on pourrait indifféremment recourir à l'application d'une ligature unique ou de deux ligatures avec section intervallaire. Le danger de l'opération, en la supposant bien exécutée, serait le même, et l'on devrait s'attendre, jusqu'à la chute des fils et l'entière cicatrisation de la plaie, à des hémorrhagies imminentes. On ne saurait donc recommander, dans de pareilles conditions, une surveillance trop attentive, pour arrêter, dès le premier moment de leur apparition, des pertes de sang très-rapidement mortelles, malgré leur peu d'abondance.

Nous pensons, au reste, que le véritable traitement des anévrismes poplités, très-volumineux et lentement développés, chez des personnes d'un âge avancé, est l'amputation, déjà recommandée par les anciens.

Outre les dangers immédiats de la ligature, tels que les hémorrhagies et la gangrène, on est exposé à la suppuration du sac et à une foule d'accidents consécutifs qui en sont la conséquence.

L'amputation est une ressource cruelle, sans doute, mais qui offre, dans l'état actuel de notre art, le plus de chances de salut.

Tels sont les faits empruntés à notre pratique; nous les ferons suivre d'autres observations déjà publiées, dont les résultats pourront contribuer à fixer le jugement des chirurgiens sur les avantages de notre méthode.

M. C. T. Maunoir, dans une thèse soutenue en 1804 devant la faculté de Paris sur la double ligature avec section intermédiaire des artères, sujet déjà traité par son frère en 1801, a rapporté les observations suivantes:

**Obs. X.** — *Double ligature et section de l'artère crurale à la partie interne et moyenne inférieure de la cuisse, par* A. Cooper, *le* 12 *avril* 1802. *Hémorrhagie presqu'immédiate. Nouvelles ligatures. Guérison.*

« Les détails de ce fait sembleraient démontrer la nécessité de découvrir le « vaisseau dans une certaine étendue et d'appliquer avec soin les ligatures, en « leur donnant un degré de constriction convenable. L'artère avait été mise à « nu dans une très-petite étendue, et il était difficile de l'apercevoir et de la « soulever au fond d'une plaie trop étroite. Les deux ligatures avaient à peine « été posées à six lignes environ d'intervalle et l'artère divisée, qu'une double « hémorrhagie se produisit, en premier lieu par le bout inférieur, et ensuite « par le bout supérieur du vaisseau. Il fallut réappliquer les ligatures, et au« cun accident ne vint dès lors entraver la guérison. »

L'hémorrhagie semblerait, au premier abord, un argument grave contre la méthode mise en usage, et cependant on ne tarde pas, en y réfléchissant, à changer d'avis. Il est de toute évidence que les ligatures n'avaient pas été suffisamment serrées; car si l'on croyait sérieusement au danger de voir les fils chassés par l'impulsion du sang au delà de l'embouchure des artères, il faudrait renoncer aux ligatures après les amputations, ou chercher un moyen de parer à un aussi grave danger. L'expérience heureusement a rassuré tous les hommes de l'art. On a renoncé à l'idée avancée par Dionis de traverser de part en part l'extrémité de l'artère avec un des fils, et de la lier de nouveau au devant du nœud, pour empêcher ce dernier de glisser. Dès qu'une ligature en fil ou en soie, enduite de cire, a été serrée sur une artère par un double nœud, avec assez de force pour en diviser les membranes interne et moyenne, on peut être certain qu'elle ne glissera pas (voy. nos *Expériences*). On en a la preuve chaque jour chez les amputés dont les ligatures ne sont pas toujours appliquées par des aides fort exercés, et néanmoins les hémorrhagies, par la cause que je signale, sont fort rares. La question se réduit donc à ne pas commettre de fautes, et c'est là une tendance que l'on ne saurait trop développer. La vie et la mort des malades dépendent souvent de circonstances extrêmement minimes en elles-mêmes, mais d'une importance capitale au point de vue des résultats. Sans doute, l'habileté d'A. Cooper ne saurait être mise en doute; mais les plus grands chirurgiens ne sont pas éternellement exempts de toute négligence et de si hauts exemples doivent augmenter la circonspection de tous les opérateurs. Nous n'hésitons pas à dire qu'une faute avait été commise, et nous demandons si les suites n'en eussent pas été plus préjudiciables dans le cas où l'on eût suivi la méthode ordinaire d'une seule ligature. Celle-ci n'eût pas glissé certainement, mais elle n'aurait pas étreint l'artère, dans l'intérieur de laquelle le sang aurait continué à circuler jusqu'au moment où les parois artérielles, ulcérées par le contact du fil, auraient amené une hémorrhagie.

Si l'on objectait que la seule présence d'un fil est susceptible de provoquer une inflammation coagulante, nous répondrions par les dangers reconnus des ligatures d'attente et l'inefficacité sur l'homme des divers procédés d'oblitération artérielle par simples dépôts fibrineux inflammatoires.

Nous nous trouvons ainsi ramené à la comparaison des hémorrhagies par solution de continuité partielle ou complète des artères, et l'on ne saurait contester un seul instant, sous ce rapport, la supériorité de notre méthode.

**Obs. XI.** — *Double ligature avec section intervallaire de la carotide, par* A. COOPER. *Guérison.* (Extrait de la thèse de M. MAUNOIR.)

« Au commencement de mai 1802, M. A. COOPER opéra un charretier at- « teint d'un anévrisme poplité. Il conserva entre les ligatures un espace plus « grand. Avant de couper l'artère, il la perça en deux endroits, au-dessus de « la ligature inférieure et au-dessous de la supérieure, avec une aiguille à la- « quelle il avait adapté une extrémité des ligatures, qu'il avait eu soin de con- « server très-longues; il réunit ensuite les deux bouts de chaque ligature, en « faisant un double nœud

« Le but de ce procédé, ajouté à la section de l'artère, était de prévenir « l'hémorrhagie, en empêchant les ligatures de glisser; mais il est inutile et il « ajoute à la longueur de l'opération, car, si les ligatures ont été suffisamment « serrées et placées à une distance convenable, l'hémorrhagie ne peut avoir « lieu; si, au contraire, les ligatures sont lâches, le fil qui traverse l'artère « et qui fait corps avec la ligature, empêchera bien celle-ci de glisser, mais « il ne s'opposera pas à la sortie du sang; il faut donc s'en dispenser, pour « rendre l'opération aussi simple que possible.

« Le 7 juin, le malade marchait sans boiter, quoique la plaie ne fût point « entièrement cicatrisée. »

**Obs. XII.** — *Double ligature avec section de l'artère brachiale. Guérison.* (Thèse de M. MAUNOIR.)

« Un autre malade, atteint d'un anévrisme au pli du bras, à la suite d'une « saignée où l'artère brachiale avait été piquée, fut opéré, en coupant sim- « plement l'artère entre deux ligatures au-dessus de la tumeur. Aucun accident « ne suivit cette opération, et ce dernier malade guérit plus promptement que « les deux premiers. »

**Obs. XIII.** — *Double ligature avec section intervallaire de l'artère poplitée. Aucun accident.*

« Le 16 juin 1802, M. ABERNETHY me fit voir, à l'hôpital Saint-Barthélemy, « une femme âgée de cinquante-cinq ans, ayant au gras de la jambe une tu- « meur considérable avec des pulsations marquées; c'était, suivant l'avis géné- « ral, un anévrisme de l'artère péronnière. L'artère poplitée fut liée en deux « endroits et ensuite coupée. La plaie se réunit promptement et suppura peu.

« La malade succomba trois mois plus tard dans le marasme. La tumeur « était due à un anévrisme de l'artère tibiale postérieure, et le tibia carié dans « une grande étendue. »

**Obs. XIV.** — *Double ligature avec section de l'artère crurale. Aucun accident.*

« Le 25 avril 1802, j'accompagnai à l'hôpital Guy A. Cooper, pour opérer « un anévrisme de l'artère poplitée. Le malade, âgé de quarante ans, d'une « constitution forte et plutôt maigre que gros, fut couché sur le dos, les « jambes légèrement fléchies; l'opérateur s'assit auprès de lui, fit comprimer « l'artère au pli de l'aine et fit une incision de cinq pouces au-dessus de la « partie moyenne et interne de la cuisse. L'artère fut promptement en évidence « et séparée du nerf et de la veine avec un bistouri mousse; une sonde canne-« lée, passée sous l'artère, servit de conducteur à une aiguille mousse armée « de deux ligatures, qui furent liées sur l'artère à un pouce de distance; les « parois de l'artère furent traversées ensuite avec les ligatures, de la manière « qui a été décrite plus haut, puis l'artère fut coupée. Le malade fut pansé et « transporté dans un lit; je le vis le dernier jour d'août et le 1er septembre; « il n'avait alors que peu de fièvre; les ligatures étaient en place, et aucun « accident n'avait eu lieu. La plaie suppurait encore au commencement d'oc-« tobre par une disposition particulière de la peau, qui s'était, pour ainsi dire, « roulée sur elle-même en dedans; mais le malade marchait sans boiter. »

**Obs. XV.** — *Double ligature et section de l'artère iliaque interne. Mort, le vingt-cinquième jour, sans aucun accident du côté de l'artère, dont les deux bouts étaient oblitérés.*

« Un raffineur allemand, âgé d'environ quarante ans, fut reçu à l'hôpital « Saint-Barthélemy, pour un anévrisme de l'artère crurale, à sa sortie près de « l'arcade crurale. Le malade resta à l'hôpital deux mois, pendant lesquels la tu-« meur augmenta; toute l'extrémité était œdématisée et la santé du malade dé-« clinait de jour en jour; on se décida enfin à l'opérer le 24 octobre 1801.

« L'artère iliaque externe fut liée par M. Abernethy en deux endroits un « peu au-dessus de la tumeur, et elle fut divisée ensuite. L'état de l'opéré « pendant les huit premiers jours donna de grandes espérances, mais le neu-« vième jour, le malade était comme dans une période avancée de fièvre ma-« ligne; le pouls battait 150 fois par minute; la langue était couverte d'une « croûte noire; il y avait, outre cela, du délire et des mouvements convulsifs. « On examina la plaie, et, en pressant la tumeur, il en sortit une grande « quantité de sanie purulente et fétide. On fit des injections détersives dans « la plaie et du côté de la tumeur. Le mieux-être fut frappant les premiers « jours, mais il ne se soutint pas; le malade perdit ses forces et mourut le « 16 novembre, c'est-à-dire le vingt-troisième jour après l'opération.

« L'ouverture du cadavre fit voir que le sang s'était fait jour par une cre-« vasse du sac, qu'il avait disséqué les parties environnantes, qu'une partie « avait trouvé une issue au dehors, et qu'il en était resté assez pour occasion-« ner la fièvre putride. Du reste, les ligatures n'avaient pas manqué, et les « deux bouts de l'artère étaient rétrécis et fermés par un caillot; ils étaient de « plus unis par une substance de nouvelle formation. »

**Obs. XVI.** — *Double ligature avec section de l'artère radiale. Guérison.*

Ce fait, tiré de la pratique du frère de C. T. Maunoir, est relatif à une plaie de l'artère radiale. Les ligatures et la section du vaisseau furent faites au-dessus de la plaie. Le malade guérit sans hémorrhagie.

**Obs. XVII.** — *Double ligature avec section de l'artère crurale au-dessus d'un anévrisme faux consécutif. Guérison.*

Cette observation, due à M. C. T. Maunoir, rentre dans la catégorie des faits d'anévrismes spontanés que nous avons déjà rapportés, puisque le vaisseau ne fut pas lié au-dessus et au-dessous de la blessure primitive, mais seulement au-dessus.

Nous nous sommes abstenu de citer des cas de plaies artérielles avec ou sans anévrismes traumatiques, guéries par la ligature du vaisseau blessé audessus et au-dessous de la plaie, parce que cette pratique est aujourd'hui universellement adoptée; nous nous bornerons à faire remarquer les succès habituels de ces opérations, beaucoup moins graves dans leurs résultats que la ligature appliquée d'après le traitement de Hunter, pour le traitement des anévrismes spontanés.

**Obs. XVIII.** — *Double ligature avec section de l'artère crurale. Guérison.*

Nous empruntons à la thèse de M. C. T. Maunoir cette dernière observation, qui nous paraît pleinement confirmer les remarques précédentes. La plaie de l'artère avait eu lieu trois semaines auparavant, la cuisse était distendue dans la plus grande partie de sa hauteur par un vaste épanchement de sang; cependant la guérison s'opéra avec beaucoup de régularité et de succès.

« Le 28 février 1802, je fus appelé par M. Pury, mon confrère, pour voir « un jeune homme qui avait été blessé à la partie moyenne et interne de la « cuisse gauche par la lame d'un canif. Une tumeur profonde, de la grosseur « d'un œuf, survint aussitôt. La plaie extérieure, très-petite, ne laissait écou« ler que quelques gouttes de sang fluide et vermeil. Effrayé, ce jeune homme « alla chercher du secours auprès d'un soi-disant chirurgien, un vrai empi« rique, qui se contenta de lui faire appliquer des topiques vulnéraires sur sa « blessure, lui recommanda l'exercice, et ensuite, voyant que la tumeur aug« mentait, lui fit mettre des cataplasmes émollients.

« Au bout de peu de jours, la plaie extérieure fut cicatrisée, mais la tumeur « augmentait sensiblement; une douleur sourde se faisait sentir; toute la « cuisse et la jambe s'engorgèrent successivement et prirent un volume double « et triple de celui qu'elles offraient d'abord.

« En cet état de choses, je proposai, comme unique ressource, l'ouverture « de la poche anévrismale et la ligature de l'artère.

« Je fis une première incision sur l'endroit de la piqûre, de trois pouces de « longueur, en pénétrant dans le dépôt. Il en sortit aussitôt quantité de sang « caillé; je reconnus alors qu'il s'étendait sur toute la face interne de la cuisse « et depuis le haut au bas; je fendis la peau et l'aponévrose au-dessus et au« dessous de ma première ouverture, toujours dans la direction de l'artère; « j'eus une plaie d'environ douze pouces d'étendue. Je vis alors le désordre « produit par une quantité prodigieuse de sang épanché et coagulé, que j'en« levai successivement; j'en débarrassai la plaie; je fis lâcher la compression « et je vis l'endroit d'où s'échappait le sang. J'épongeai, j'écartai les muscles, « je disséquai et dénudai l'artère. Tout ceci ne se fit pas si facilement que je « le dis. La plaie artérielle, parallèle aux fibres musculaires, avait environ « deux à trois lignes de longueur. J'introduisis une sonde dans cette ouverture, « je la laissai aller un peu en haut et en bas dans le tube artériel; je la sou-

« levai par ce moyen; je l'isolai peu à peu au-dessus et au-dessous de son ou-« verture; ensuite, au moyen d'une sonde à séton, recourbée et amincie ex-« près sur le plat, je passai par dessous un ruban composé de plusieurs fils « cirés, d'abord en dessus, puis en dessous; je mis encore des ligatures d'at-« tente que je laissaî libres. Je fis ensuite la section du tube artériel entre les « deux ligatures. Cette section produisit aussitôt un écartement bien sensible « et assez considérable entre les deux extrémités liées.

« Le malade guérit parfaitement sans aucun accident.»

**Obs. XIX.** — *Double ligature avec section de l'artère crurale, par* Cline. *Chute d'un des fils au bout de trois heures et hémorrhagie. Réapplication de la ligature supérieure. Guérison.* (Extrait d'A. Cooper, trad. de M. Chassaignac, p. 540.)

« M. Cline fit cette opération sur l'artère crurale avec un très-grand soin. « Ses ligatures furent placées à un pouce de distance et le vaisseau divisé dans « leur intervalle. Au bout de trois heures, une violente hémorrhagie se dé-« clara. Un des élèves, qui heureusement était auprès du malade, exerça une « compression sur l'artère et fit prévenir M. Cline. Celui-ci, après avoir en-« levé les pièces de pansement, trouva la ligature supérieure libre dans la « plaie. Il appliqua, au moyen d'une aiguille, une nouvelle ligature sur l'ar-« tère, et l'accident n'eut pas de suite.»

Nous noterons ici l'explication donnée par A. Cooper de la chute des ligatures dans quelques cas exceptionnels. C'est une explication sans valeur à l'appui d'une mauvaise cause; mais nous la citons comme exemple de la faiblesse avec laquelle les intelligences les plus fermes s'abaissent à sauvegarder leur réputation d'habileté.

« On se demandera, dit A. Cooper (*loc. cit.*, p. 54), si dans l'opération « de l'anévrisme la ligature peut se détacher de l'artère fémorale, comment « se fait-il que cet accident ne survienne pas dans l'amputation de la cuisse, « lorsque le fil est appliqué seulement au moyen du tenaculum?

« A cela je réponds que dans les deux cas l'artère se trouve dans des con-« ditions très-différentes. Après l'amputation, les vaisseaux se resserrent de « manière à ne pas recevoir plus de sang qu'il n'en faut pour nourrir la por-« tion du membre qui n'a pas été amputée, tandis que dans l'opération de « l'anévrisme, les artères de la cuisse doivent recevoir une quantité de sang « suffisante pour subvenir à la circulation de toutes les parties situées au-« dessous.

« Secondement, comme cette opération a été pratiquée plusieurs fois sans « que la ligature se soit détachée, on peut se demander quelle a été la cause « de cet accident dans le cas que j'ai rapporté. Je pense qu'on doit l'attribuer « à la cause suivante :

« Le malade qui fait le sujet de l'observation était d'une constitution robuste « et ne paraissait épuisé par aucune affection antérieure. Chez un pareil sujet, « le choc du sang, à chaque pulsation artérielle, est trop fort pour que la

« ligature puisse rester en place, à moins qu'on ne l'ait serrée avec une force « capable de rompre les tuniques artérielles. »

Aucune de ces raisons ne supporte un examen sérieux :

1° Il n'est nullement prouvé que le choc de la colonne du sang lancé par le cœur dans une grosse artère soit moins fort après une amputation qu'à la suite d'une opération d'anévrisme. Le contraire paraîtrait même plus probable, puisque dans le premier cas la masse du sang est plus considérable par le retranchement d'un membre, et qu'un état de pléthore, connu sous le nom pléthore des amputés, en est souvent le résultat.

2° Il n'est pas exact de dire qu'une ligature placée sur l'artère d'un sujet vigoureux sera nécessairement expulsée par la force de l'impulsion du sang. La théorie et l'expérience réfutent manifestement cette manière de voir. La théorie, parce qu'un fil ayant fait sillon sur le tube artériel, par la section des membranes interne et moyenne, ne saurait réellement glisser, s'il a été convenablement serré et noué; l'expérience, parce que tous les jours on arrête les hémorrhagies traumatiques des plus gros vaisseaux, chez les hommes les plus vigoureux, sans que les ligatures soient expulsées (voy. nos *Expériences*).

M. Velpeau a lié avec succès l'artère iliaque externe sur un garçon boucher qui venait d'être blessé d'un coup de couteau, et de pareilles opérations ont été pratiquées par les chirurgiens militaires sur les artères carotides, crurales, axillaires, brachiales, sans hémorrhagies consécutives.

L'indication rationnelle et véritable consiste donc à bien appliquer les ligatures, à quelques millimètres au-dessus de l'ouverture du vaisseau et à se mettre ainsi très-sûrement à l'abri de l'accident survenu à Cline et à A. Cooper.

**Obs. XX.** — *Double ligature avec section de l'artère carotide, par* A. Cooper. *Guérison.* (*Loc. cit.*, p. 554.)

Cette observation fut le premier exemple de succès obtenu par A. Cooper de la ligature de la carotide primitive atteinte d'anévrisme. L'opération avait été pratiquée le 22 juin 1808, à l'hôpital Guy. Les deux ligatures furent placées à la distance d'un pouce, et le vaisseau coupé dans leur intervalle. Les fils tombèrent le vingt-deuxième et le vingt-troisième jour, et le malade guérit parfaitement.

**Obs. XXI.** — *Double ligature avec section de l'artère iliaque externe. Guérison.* (A. COOPER, *loc. cit.*, p. 56.)

« William Cowles, âgé de trente-sept ans, vint à Londres de Beccles en « Suffolk, pour un anévrisme de l'aine droite qu'il attribuait à ce que six mois « auparavant il avait fait un trajet de cinq milles avec un fardeau très-pesant « sur le dos. Quinze jours avant son départ, l'anévrisme avait commencé à « paraître. Dans son voyage pour se rendre à Londres, à plus de cent milles « de son pays, etant placé sur l'impériale de la diligence, il fit une chute sur « la face, et la tumeur ayant été comprimée, il remarqua que la surface de « celle-ci avait pris une couleur gangréneuse. Au moment de son entrée à « l'hôpital de Guy, la peau, dans quelques points, présentait une couleur « rouge foncée, dans d'autres points elle était rouge et d'une minceur ex- « trême.

« Il n'y avait pas de temps à perdre, et l'opération fut pratiquée le jour « même de son entrée (23 juin 1808). Deux ligatures furent appliquées sur « l'artère iliaque qui fut divisée entre elles.

« Rien de particulier ne survint jusqu'au 10 juillet, mais ce jour-là, à dix « heures du soir, il s'échappa du sac anévrismal du sang d'une couleur foncée « et la tumeur s'affaissa. Je prescrivis l'application sur la tumeur d'une éponge « imbibée d'eau et de vinaigre.

« Dans les six jours qui suivirent, la peau se gangrena à la surface de la « tumeur, de manière que la poche anévrismale fut complétement ouverte.

« Le 8 juillet, la ligature supérieure se sépara; l'inférieure tomba le len- « demain.

« La plaie prit un bon aspect et le malade se rétablit parfaitement. » (Trad. de M. CHASSAIGNAC.)

**Obs. XXII.** — *Double ligature avec section de l'artère iliaque externe, par* A. COOPER. *Guérison.* (*Loc. cit.*, p. 56.)

« Dans ce cas le malade avait vingt-sept ans. Les ligatures tombèrent le dix- « septième jour et le malade guérit sans accidents. »

La théorie, l'expérience sanctionnée par le temps, ce souverain juge, les intérêts de l'art, ceux de l'humanité nous paraissent hautement proclamer la supériorité de notre méthode.

Nous en avons montré l'ancienne origine, nous avons cité les noms des chirurgiens qui en avaient établi la filiation et vanté les succès dans la série des siècles.

Réussirons-nous mieux à répandre nos convictions que ne l'ont fait, parmi nos contemporains, les ABERNETHY, les CLINE et les MAUNOIR? Nous en avons peu l'espoir; mais si rares que soient nos imitateurs, nous ne croirons pas notre travail inutile, s'il contribue au salut de quelques malades.

www.ingramcontent.com/pod-product-compliance
Ingram Content Group UK Ltd.
Pitfield, Milton Keynes, MK11 3LW, UK
UKHW031957260826
14628UKWH00005B/2119

9 782019 640835